FAMILY

给全家人的爱眼书

[日] 本部千博 著　舟慕云 译

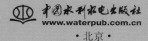
中国水利水电出版社
www.waterpub.com.cn
·北京·

内 容 提 要

　　随着计算机和智能手机的普及，越来越多的人每天要花费大量时间面对电子屏幕，导致出现视力模糊、眼干、眼涩等各种视力问题。本书中收录了很多可以锻炼眼部肌肉的图画和设计，读者在根据本书内的训练方法舒展眼肌的同时，还可以活跃大脑。随书附赠作者本部千博先生研发设计的"眼肌锻炼眼镜"，坚持每天锻炼时配合使用，可起到促进眼周血液循环、保护视力的作用。本书内容对各个年龄段的人均有效果，请从今天开始全家一起锻炼眼肌吧！

北京市版权局著作权合同登记号：图字 01-2022-2323

GANKAI GA KAIHATSU! 1-NICHI 3-PUN NAGAMERUDAKE!
'GANKIN HOGUSHI MEGANE' DE KINSHI TO ROUGAN WO NAOSUHON
Copyright © 2021 by Kazuhiro Honbe
Original Japanese edition published by Takarajimasha, Inc.
Simplified Chinese translation rights arranged with Takarajimasha, Inc.
through CREEK & RIVER CO.,LTD., Japan.
Simplified Chinese translation rights © 20022 by CHINA WATER AND POWER PRESS.

图书在版编目（ＣＩＰ）数据

给全家人的爱眼书 / （日）本部千博著 ；舟慕云译
. -- 北京 ： 中国水利水电出版社，2022.11
　ISBN 978-7-5226-1098-6

　Ⅰ．①给… Ⅱ．①本… ②舟… Ⅲ．①眼—保健—普及读物 Ⅳ．①R770.1-49

中国版本图书馆CIP数据核字(2022)第210800号

策划编辑：庄晨　　　　　责任编辑：杨元泓　　　　　封面设计：梁燕

书　　名	给全家人的爱眼书 GEI QUANJIAREN DE AI YAN SHU	
作　　者	［日］本部千博　著　舟慕云　译	
出版发行	中国水利水电出版社 （北京市海淀区玉渊潭南路 1 号 D 座　100038） 网址：www.waterpub.com.cn E-mail：mchannel@263.net（答疑） 　　　　sales@mwr.gov.cn 电话：（010）68545888（营销中心）、82562819（组稿）	
经　　售	北京科水图书销售有限公司 电话：（010）68545874、63202643 全国各地新华书店和相关出版物销售网点	
排　　版	北京万水电子信息有限公司	
印　　刷	雅迪云印（天津）科技有限公司	
规　　格	184mm×240mm　16 开本　6 印张　35 千字	
版　　次	2022 年 11 月第 1 版　2022 年 11 月第 1 次印刷	
印　　数	0001—5000 册	
定　　价	49.00 元	

凡购买我社图书，如有缺页、倒页、脱页的，本社营销中心负责调换

0.8
(0.5)

1.0
(0.6)

1.2
(0.8)

1.5
(1.0)

2.0
(1.2)

4.9
(4.7)

5.0
(4.8)

5.1
(4.9)

5.2
(5.0)

5.3
(5.1)

标准对数视力表

（最新版国家标准）

小数记录
5 米读值
（3 米读值）

0.1
（0.06）

5 分记录
5 米读值
（3 米读值）

4.0
（3.8）

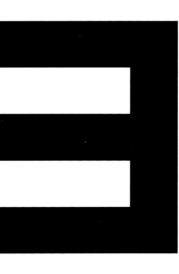

序

作为一名工作在一线的视光医生，我从未停止研究我们的眼睛，分析是什么原因让眼睛在不同的时间和状态下，产生不同的视力和视觉感受。

有幸受本部医生中国合作伙伴赵艳萍女士邀请为本书提序，拿到书稿后迫不及待通读了整本书，让我了解了更多眼睛的奥秘。字里行间我可以感受到本部医生是位深耕内科的资深眼科医生，尤其善于实践和总结，他完美地将内科学、眼科学融为一体，将枯燥、复杂的视觉训练理论及操作方法通过新奇有趣、通俗易懂的方式呈现出来，让人们对复杂、陌生的眼睛锻炼方法有了深入了解。

视觉训练在美国已经有很长的历史，它由正规的眼科医生和视光师通过光学、物理学方法并融合了神经可塑性的科学研究，对视觉系统进行训练（包括调节训练、融像训练、弱视训练、功能性眼球运动训练等），改善视力问题，用于非斜视性双眼视异常的矫正等。

在我国，视觉训练还处于起步阶段，行业的标准和操作规范尚未系统建立，视觉训练在家庭中的应用尚未被普及。

本部医生将复杂的视觉训练方法通过图文并茂的方式展现出来，让视觉训练更贴近生活，更有实用性，普通家庭成员都可以轻松掌握并广泛应用，这令我十分敬佩。本书中介绍的眼肌锻炼法属于视觉训练的一种，内容简便、实用，操作简单、易学，通过眼肌锻炼可以增强眼睛的调节能力，可应用于近视防控、老花眼预防、缓解视疲劳等。

对于医者来说，治病救人固然十分重要，但能将复杂的医理简单化，让千万个家庭受益更尤为珍贵，值得我们尊敬和学习。

北京铂林眼科医院医生

前言

很高兴本书在中国出版。

我作为眼科医生从事视力保护工作已有 40 多年了。采用简单易行的方法，在家轻松进行眼部锻炼从而保护视力是我的工作理念。基于这一理念我写了多本介绍眼部肌肉锻炼的书籍，受到广大读者的好评。

相信正在阅读本书的你正苦恼于眼睛看不清楚、视力下降等问题，去看眼科，医生通常会让你配眼镜，但是眼镜只是矫正工具，不能改善视力。眼睛的各种功能与大脑活动有很深的关系，我们可以根据这些关系有针对性地锻炼，从而促进大脑活性，缓解眼疲劳，改善视力。

本书总结了我从医多年的经验，精选了既可以锻炼视力又可以促进大脑活性的图片。在欣赏图片时佩戴眼肌舒缓眼镜或 3D 微孔可视蒸汽眼罩可以更有效地帮助你锻炼眼部肌肉。

书中介绍的眼部锻炼方法对各个年龄段的人都有效，全家人从今天一起努力保护视力吧。

本部千博

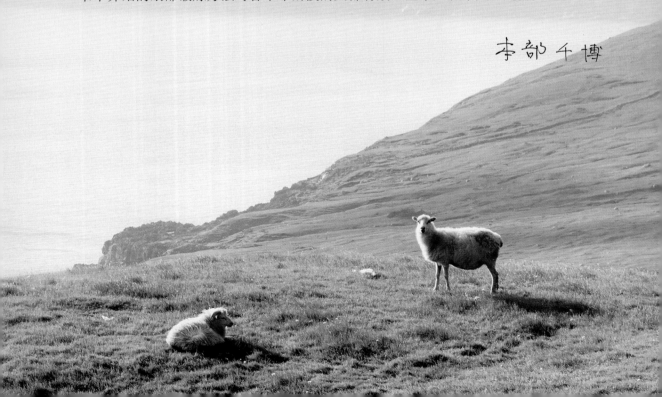

目录

Part 1 试试眼肌锻炼眼镜吧！ 15

Part 2 佩戴眼肌锻炼眼镜热身 25

Part 3 锻炼眼肌，拓宽视野 37

Part 4 佩戴眼肌锻炼眼镜对焦 49

Part 5 佩戴眼肌锻炼眼镜，让血液流动通畅 61

Part 6 佩戴眼肌锻炼眼镜刺激眼睛和大脑 73

Part 7 佩戴眼肌锻炼眼镜影响大脑 85

改善近视、老花眼

让光线折射成像的眼睛

　　眼睛这一器官直接接触外界，很容易受到伤害，但同时又有着很强的修复能力。眼睛表面覆盖着一层透明薄膜，称为眼角膜，眼角膜下是晶状体，晶状体的作用是通过改变厚度对焦，和相机的镜头作用类似。

　　进入眼睛的光感信息首先通过眼角膜，晶状体对焦后，在眼睛最里面的视网膜上成像。映在视网膜上的图像转换为电信号，通过神经系统传输到大脑，在大脑中进行信息处理。

信息被传输到大脑进行分析

　　进入眼睛的信息，经过由左右两眼延伸出的视神经，在视交叉的部分汇聚。然后再次分为左右两个，最后在大脑后方的"视觉野"（receptive field of vision）成像。

　　大脑将视觉野接收的信息和大脑存储的其他记忆信息相比对，分析看到的东西是什么。然后通过左右两眼视野重合部分的微小偏差判断纵深和立体感。这样眼睛和大脑的默契配合，达到了正确视物的目的。

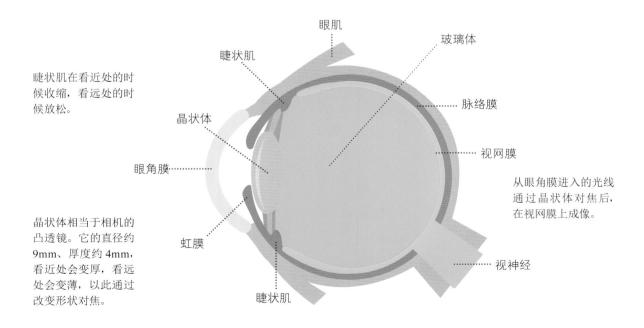

睫状肌在看近处的时候收缩，看远处的时候放松。

晶状体相当于相机的凸透镜。它的直径约9mm、厚度约4mm，看近处会变厚，看远处会变薄，以此通过改变形状对焦。

从眼角膜进入的光线通过晶状体对焦后，在视网膜上成像。

眼肌

睫状肌

玻璃体

晶状体

脉络膜

眼角膜

视网膜

虹膜

视神经

睫状肌

眼肌有什么作用？

眼球（眼珠）位于眼眶的凹陷处，可以上下左右自如地活动。控制眼球活动的是 6 条"眼肌"。

内直肌负责向内（鼻）侧、外直肌负责向外（耳）侧、上直肌和下直肌负责向上和向下活动，上斜肌和下斜肌负责旋转，它们分工合作让眼球运动。特别是内直肌，这条肌肉非常有力。这 6 条肌肉统称"眼外肌"。

大部分人左、右眼球同时只能朝一个方向动，不能各行其是，这是为了保持平衡视物。

现代人的眼肌普遍僵硬

根据日本的一项保健统计调查，2019 年，日本小学、初中、高中生中视力未达到 1.0 的孩子与历年相比是最多的。如果不及时矫正，成年后视力问题会更严重。

孩子的视力为什么会恶化呢？是由于他们总是盯着近处的书本或者手机，控制眼睛运动的肌肉变得僵硬，很难对焦。成年人也是如此，眼睛疲劳或者看不清的人越来越多，主要也是因为眼肌僵硬。

锻炼眼肌可以让眼部的肌肉得到舒展，视力问题也会改善。

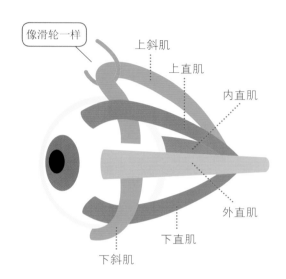

左眼球

像滑轮一样

上斜肌
上直肌
内直肌
外直肌
下直肌
下斜肌

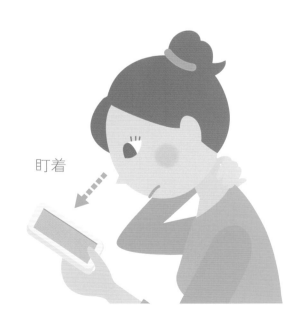

盯着

看不清多是因为近视和老花眼

对焦正常就能看清楚

　　焦点准确落在视网膜上的状态可称为"正视"。

　　正视的人可以看清近处，也可以看清远处。但实际上能准确对焦在视网膜上可正视的人并没有那么多，如果你是正视，一定要珍惜并保持。

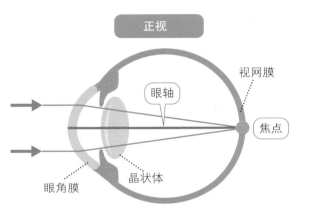

焦点落在视网膜之前的是近视

　　焦点落在视网膜之前的状态称为"近视"，这是最普遍的视力问题。近视能看清近处但是看不清远处。

　　近视根据对焦方式的不同分为两类：一类是从眼角膜到视网膜的距离变长，称为"轴性近视"；另一类是晶状体的折射力过强，在视网膜之前成像，称为"屈光性近视"。佩戴眼镜可以矫正近视，但是通过锻炼眼肌，也可以改善近视。

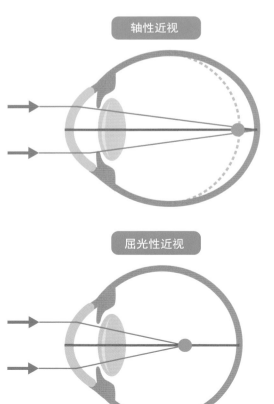

因眼睛老化而造成的老花眼

很难看清近处的文字，由近及远、由远及近对焦需要花很长时间，这种状态就是"老花眼"。随着年龄的增长，40岁之后，晶状体和眼肌都会变得僵硬。

老花眼看近处的时候特别难对焦，要离远一些看，所以很多人觉得老花眼和"远视"一样。其实远视和老花眼是不一样的。人们经常误以为远视能看清远处，实际是上近处和远处都看不清。

不要觉得反正年龄大了，老花眼也是没办法的事，就干脆破罐子破摔。其实，通过锻炼眼肌，是可以阻止老花眼进一步恶化的。

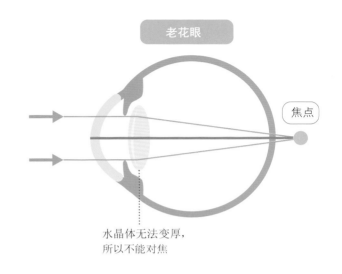

老花眼

焦点

水晶体无法变厚，所以不能对焦

很多年轻人出现了"手机老花眼"问题

近年来，越来越多的年轻人出现了看不清近处，一到傍晚就看不清东西的问题。这是由于长时间看手机等原因引起的，是暂时现象，被称为"手机老花眼"。

和老花眼一样，这种情况是因为眼睛无法很好地对焦。想要避免这种情况出现，使用手机的时候要给自己定一些规矩，比如不要长时间一直看、不要躺着看等。而且最好在眼睛感到疲劳之前锻炼休息，恢复精神。

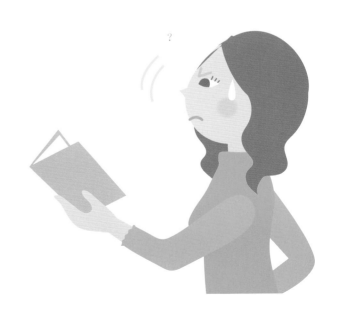

近视、老花眼、眼睛疲劳都可以改善！

一点都不麻烦

乍一听"锻炼眼肌"，可能会有人担心，不知道要做什么、是否安全。也许大家没听过这个词，其实做起来非常简单，就是活动眼球。任何人都可以做。

改善眼睛机能有 3 个前提条件：

1．眼部的肌肉锻炼。

2．眼周的血液循环通畅。

3．大脑的机能良好。

如果满足这 3 个条件，不但眼睛疲劳和干眼症会缓解，还可以改善近视和老花眼的问题。每天只要锻炼 3 分钟。

条件 1　眼部的肌肉锻炼

我们在使用手机和电脑的时候，只盯着近处很小的范围看，所以眼周的肌肉固定在一个状态就会酸疼、僵硬。就像身体的肌肉长时间不活动也会僵硬一样，眼周的肌肉也是如此，眼肌活动能力变差，就会影响视力。

此时最有效的改善方法就是眼肌舒展。让酸疼、僵硬的肌肉上下、左右、斜向活动，可以缓解酸疼的感觉，改善眼睛的机能。

不只眼外肌，负责对焦的睫状肌也会更灵活，更能提高对焦能力。

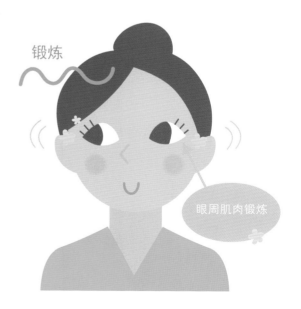

锻炼

眼周肌肉锻炼

条件 2　眼周的血液循环通畅

感觉脖子、肩膀酸疼的时候，简单活动一下，就会感到发热、轻松，血流变得通畅。眼睛也是同样的道理，活动眼肌，眼睛周围的血流就会通畅。

血液循环通畅，氧气和营养就能通过血液输送到身体的各个角落。氧气和营养可以在整个身体循环，促进新陈代谢，身体所有部分的机能都会提升。眼睛的机能当然就会更好。

要给眼睛输送充分的氧气和营养，锻炼眼肌是最好的方法。我们要经常活动眼周的肌肉，让血流通畅，来改善视力问题。

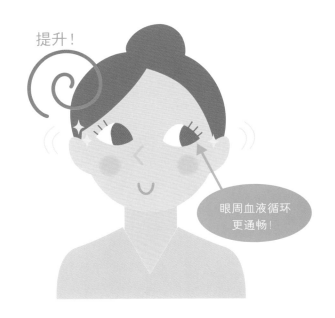

提升！

眼周血液循环更通畅！

条件 3　大脑的机能良好

如果不能准确接收来自眼睛的信息，大脑就无法正确分析并判断看到了什么。时间长了，大脑分析判断的机能会慢慢下降。

如果信息从眼睛正确地传输到大脑并进行分析，大脑的其他部分也会活跃，信息处理的能力也会提高。还可以预防近年来一个比较严重的问题——认知障碍。

通过锻炼眼肌改善眼睛的机能，同时活跃大脑的方法，也适用于想要改善记忆力或者注意力下降的人。请锻炼眼肌，每天只要3分钟即可。

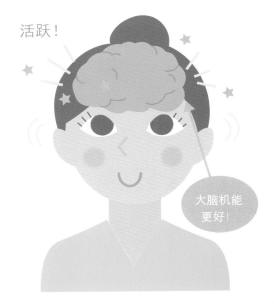

活跃！

大脑机能更好！

眼睛变好可以减少大脑工作量，缓解大脑疲劳

眼睛和大脑配合默契

眼睛、耳朵、鼻子都属于"感觉器官"。用眼睛看、用耳朵听、用鼻子闻，能感受来自外部的大部分刺激。这些感觉器官中得到信息最多的就是眼睛。

让眼睛产生反应的刺激称为"光"。我们根据眼睛捕捉到的光，得到物体的形状、大小、颜色、距离和移动情况等信息。

眼睛通过眼角膜接收光的刺激，由晶状体对焦，在视网膜这个屏幕上成像，再转换为电信号，通过视神经传输到大脑。

从外部接收到的信息有八成来自眼睛。大脑以从眼睛进入的信息为基础进行系统分析。因此，眼睛和大脑不管哪一个机能低下，都不能好好配合完成工作。眼睛和大脑配合好，才能充分发挥"看"的机能。

大脑也要对焦

眼睛的晶状体通过变厚、变薄对焦，实际上发出指令的是大脑。

睫状肌通过收缩、放松来调整晶状体的命令由大脑发出，此时眼睛和大脑的机能紧密相关。

如果眼睛不好，大脑也不能很好地发挥机能。而锻炼眼肌让视力问题得到改善，进入大脑的信息更明确，大脑就可以更顺利地进行分析。

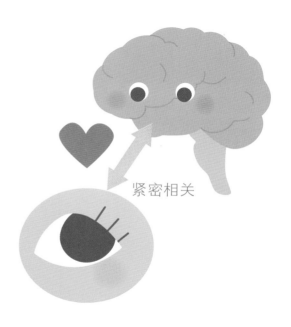

紧密相关

大脑会调整看到的东西

　　大脑对眼睛捕捉到的光的平面信息，进行立体化的分析工作。如果用一只眼睛视物，就会觉得存在些许偏差，大脑利用这个偏差测定看起来是平面的物体的纵深。

　　另外，大脑还会让人联想看不清的东西是什么。大家看右图，中央是不是会浮现出一个三角形？这是大脑的工作之一，帮助你识别判断模糊的信号，而且大脑还会赋予看到的东西意义。假如有一个四边形，下面放一张桌子，很容易会将四边形联想到桌布。大脑就是这样用各种方法分析、处理看到的东西。

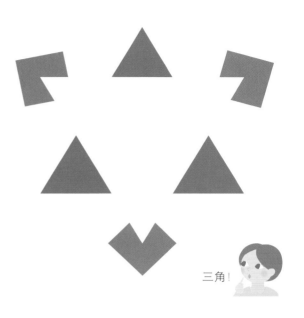

三角！

看照片活跃大脑

　　我们总觉得自己是用眼睛看东西，其实眼睛是感受光刺激的器官。通过眼睛捕捉的信息经过视神经传输到大脑，大脑再对信息进行分析。也就是说，用眼睛看东西的同时，"大脑也在看"。

　　想要改善近视、老花眼等视力低下的情况，让大脑机能更活跃也很重要。不仅要接受光的刺激，还要接受声音、味道等多方面的刺激，多方位活跃大脑。如此一来，大脑对于接到的信息的处理能力就会提高。欣赏本书中的美丽照片、舒展眼肌并享受美景，给予大脑刺激吧。

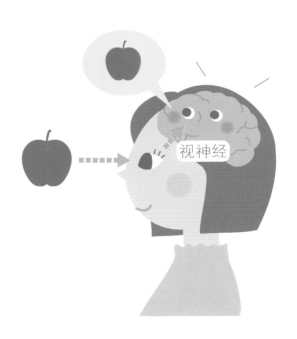

视神经

3D 微孔视觉成像放松睫状肌

3D 微孔可视蒸汽眼罩

3D 微孔可视蒸汽眼罩是由本部千博医生主持研发的锻炼眼肌、改善眼疲劳的新产品。与传统蒸汽眼罩不同，3D 微孔可视蒸汽眼罩呈立体结构，发热处不直接贴近眼球，并配有多个微视孔，佩戴后通过微视孔的景深作用向外看时，可让眼睫状肌处在松弛状态。

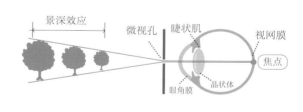

C 形发热区避开对热敏感的眼球，覆盖眼周重要保健穴位

微孔可视
5 个微视孔带来的景深效应可辅助睫状肌和虹膜肌调节聚焦力，达到锻炼眼肌、缓解眼疲劳的效果

3D 立体设计眼睛零压迫，睁闭自如

佩戴 3D 微孔可视蒸汽眼罩不仅具有放松眼肌的效果，还有缓解视疲劳、促进睡眠的功效。独特的穹顶结构、可视微孔、C 形加热片的结合应用，最大程度强化蒸汽释放能力，眼球处采用立体 3D 设计，眼睛睁闭自由，覆盖更多眼周穴位，促进眼部血液循环。

景深效应　微视孔　睫状肌　视网膜

眼角膜　晶状体　焦点

微孔视觉成像

C 形自发热体均匀热敷眼周，起到热敷眼周穴位的作用，同时促进眼部肌肉血液循环。佩戴 3D 微孔可视蒸汽眼罩并配合本书锻炼方法，可以有效缓解眼疲劳，利于青少年近视防控。

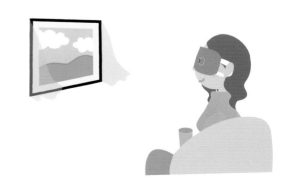

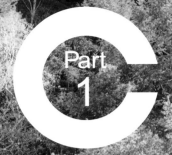

Part 1

试试眼肌
锻炼眼镜吧！

想要更有效地锻炼眼肌，"眼肌锻炼眼镜"
是必需品。
佩戴眼肌锻炼眼镜，
看书、看电视更清楚了。那么让
我们马上来锻炼吧！

锻炼眼肌的必需品

制作眼肌锻炼眼镜

本书准备了大、中、小 3 个尺寸的眼肌锻炼眼镜，为了全家人使用都方便，请全家一起尝试眼肌锻炼吧。

眼肌锻炼眼镜的制作方法

❶ **剪下黑色厚纸上的眼镜图案**
根据脸部大小在 3 个不同尺寸的眼镜中选择一个合适的，用剪刀小心地剪下。

❷ **在眼睛的位置开孔**
一只眼睛的位置有 7 个小孔，左右两眼一共有 14 个小孔。如果小孔堵住了，用牙签顶开。

❸ **加上耳挂部分，完成**
沿标记折叠镜腿部分，在镜腿的孔上穿上橡皮筋作为耳挂。如果没有橡皮筋或者觉得太紧，也可以用绳子。

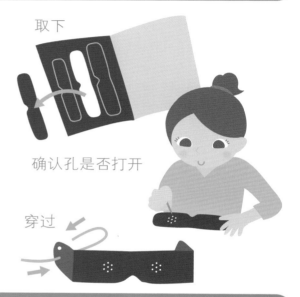
取下
确认孔是否打开
穿过

如何正确使用眼肌锻炼眼镜

　　使用眼肌锻炼眼镜的时候要摘掉眼镜，称之为"裸眼"状态。最初可以保持可清楚看到本书照片的距离。

　　按照本书的方法锻炼眼肌前，戴上眼肌锻炼眼镜，看看身边的东西，报纸或者书、电视等，让自己习惯眼镜。最开始可以每天使用 3 分钟，慢慢习惯后逐渐延长时间，最长使用 20 分钟。

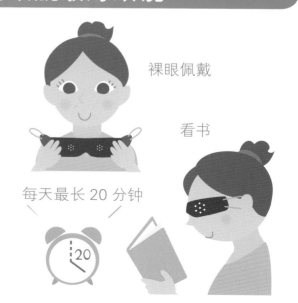
裸眼佩戴
看书
每天最长 20 分钟

使用眼肌锻炼眼镜第一步

❶ 摘掉眼镜

摘掉眼镜，裸眼戴上眼肌锻炼眼镜。

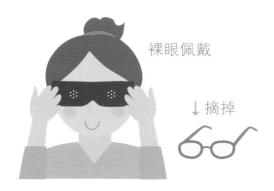

裸眼佩戴

↓摘掉

❷ 用一只眼睛看

戴上眼肌锻炼眼镜后，闭上一只眼睛，或者用手遮住一只眼睛。

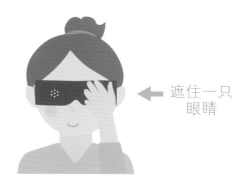

← 遮住一只眼睛

❸ 从中间的孔向外看

先从正中间的孔看周围的景色。

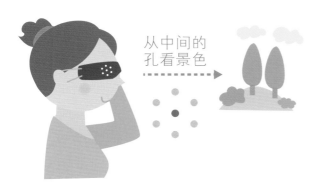

从中间的孔看景色

❹ 头部不动，只活动眼球

视线从正中间移到上面的孔向外看 1 秒钟，再移回正中间的孔。

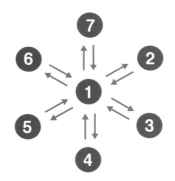

❺ 按顺序从孔里向外看

从步骤 4 看右上方的孔 1 秒钟，然后移回正中间的孔，重复这个过程，以正中央的孔为起点绕周围的 6 个孔 1 周。顺时针逆时针均可。

❻ 右眼、左眼交替进行

❼ 每天做 2 ～ 3 组

两只眼睛交替 1 次为 1 组，每天做 2 ～ 3 组。

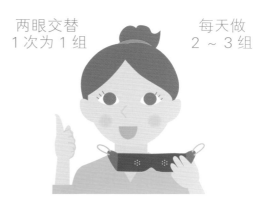

两眼交替
1 次为 1 组

每天做
2 ～ 3 组

你的眼肌
是否僵硬?

测 试 1

裸眼状态下遮住一只眼睛，按顺序找出 1 ～ 20，记录每次需要花多少时间。

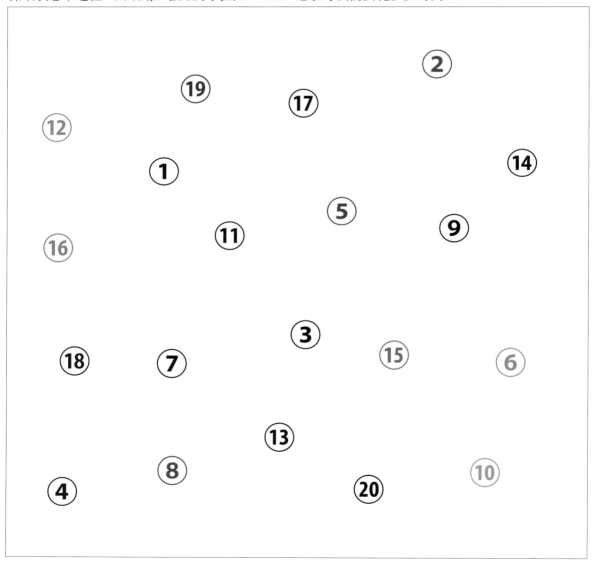

现在试着确认一下眼肌僵硬的程度。

分别用左眼和右眼单独测试计时。

根据花费的时间，就可以知道眼肌现在的状态。

如果两只眼睛测试时间不同，以时间长的为准。

测 试 2

裸眼状态下遮住一只眼睛，视线沿着迷宫从起点走到终点，记录完成所需要的时间。

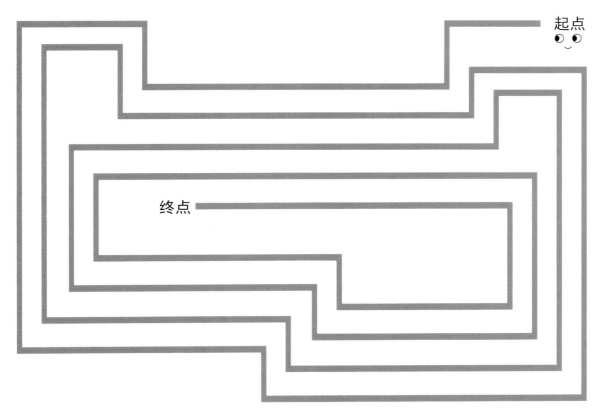

结果

10 秒钟以内　眼肌的状态良好

眼肌柔软，活动状态良好。要保持现状建议锻炼眼肌。

11 ～ 20 秒钟　眼肌的状态正常

如果希望活动更灵活、让眼睛的状态更好，锻炼眼肌吧!

21 秒钟以上　眼肌非常僵硬

有没有觉得自己的眼睛很疲劳、视力低下呢? 请勤加锻炼眼肌。

提 升 眼 肌 锻 炼 眼 镜 的 效 果

眼肌的按摩法

步骤 1　按摩眼睛周围

上眼眶

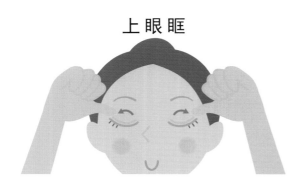

下眼眶

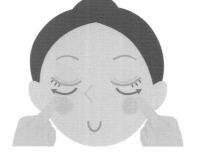

眉毛上方

轻轻按压眼睛周围

❶ 闭上眼睛，用大拇指指腹从鼻翼向耳侧，一点一点地按摩上眼眶。

❷ 闭上眼睛，用食指从鼻翼到耳侧，一点一点地按摩下眼眶。

❸ 闭上眼睛，用拇指指腹沿着鼻翼向耳侧一点一点地沿着眉毛上方按摩。

按压上眼眶、下眼眶、眉毛上方一点一点地移动，上、下眼眶有很敏感的穴位，要沿着凹陷温柔地按压下眼眶。重复1～3次。

锻炼眼肌是由内向外对肌肉施加作用的过程。

锻炼之前从眼睛外侧开始按摩效果更佳！

按摩作为锻炼眼肌的准备运动一定要做。

另外，当眼睛十分疲劳以至无法再锻炼眼肌的时候，建议按摩放松。

两手揉搓发热后覆盖在眼睛上

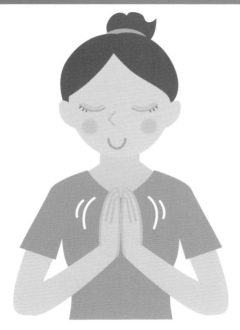

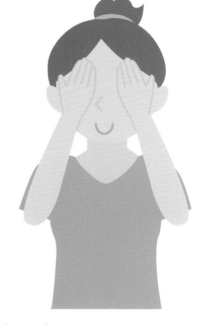

两手互相揉搓

❶ 静静地闭上眼睛，让意念集中在手掌上。两手在胸前互相揉搓 36 次，使其发热。

覆盖在眼皮上

❷ 把发热的手掌轻柔覆盖在眼皮上。注意一定不要用力按压。

要点

★ 步骤 1 和步骤 2 是一组动作。每天做 2 ～ 3 组效果更好。

★ 锻炼眼肌前一定要做，也建议锻炼后用于放松。

★ 眼睛周围很敏感，一定不能受到强烈的按压刺激。

看身边的各种东西

❶ 每次1分钟，每天3次

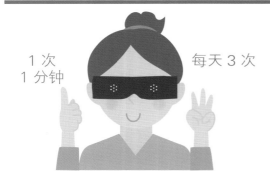

1次
1分钟

每天3次

最开始使用眼肌锻炼眼镜以1次1分钟、每天3次为目标。习惯之后可以增加每次使用的时间和每天使用的次数。

❷ 看的距离要固定

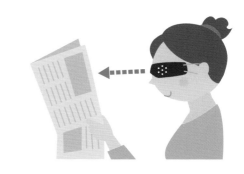

看的时候和视物对象之间要留出30～40cm的距离。最开始的时候如果实在看不清，也可以适当延长或者缩短距离。

❸ 只活动眼球

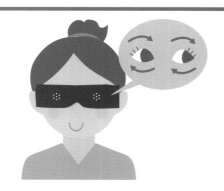

看的时候只活动眼球。如果头或者脖子也跟着动就失去了意义，所以一定要很注意。锻炼时候的感觉就是眼球骨碌骨碌转。

❹ 基本上是裸眼状态

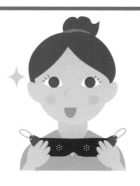

请摘掉眼镜，裸眼状态戴上眼肌锻炼眼镜。如果确实看不清楚，最开始也可以戴着眼镜。

想让眼肌锻炼眼镜充分发挥作用，要做到以下 4 点。

每个人都可轻易做到，请佩戴眼肌锻炼眼镜多看身边的东西吧，也许会有意想不到的收获。

让我们坚持做到这 4 件事，努力保护视力吧。

看报纸和杂志

经常阅读报纸、杂志。看的时候要保持 30 ～ 40cm 的距离。拿在手里或者放在桌子上都可以。

阅读的时候头不要动，只活动眼球让视线跟着文字走。这样会让眼部的肌肉更充分地活动。因为小点之外的视界被遮住了，所以焦点会更清晰。

如果最开始的时候间隔 30 ～ 40cm 距离看不清楚，也可以缩短或者延长距离。坚持一段时间就可以调整一下距离。

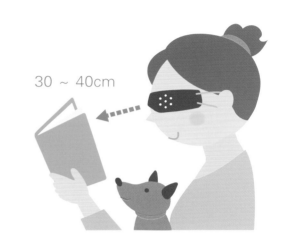

30 ～ 40cm

看电视和风景

除了阅读报纸、杂志，还可以稍远一些看电视节目或风景。眼肌锻炼基本方法是看近处，但看电视或者风景会让眼睛但更放松。

如果是看电视，不要盯着一点看，要多活动眼球，如看显示的字幕或时间。看风景的时候，远处近处交替看，天空和草地也可交替欣赏，尽量大范围地转动眼球，在短时间内达到良好的锻炼效果。

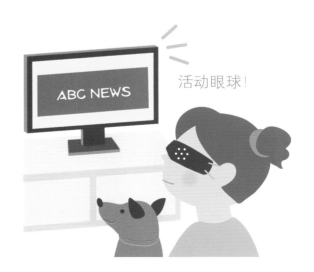

ABC NEWS

活动眼球！

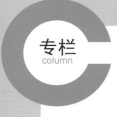

日常保护视力的关键

眼肌锻炼对于改善视力很有效，但是日常生活中也需要注意用眼健康，
掌握以下要点，对视力保护会有很大的帮助。

① 电脑和眼睛的距离

无论是生活还是工作，我们对着电脑的时间越
来越长了。因此需要注意电脑的摆放和操作姿势，
以减轻眼睛的负担。
①台式机比笔记本更好。
②屏幕位于视线水平略向下的位置。
③屏幕距离眼睛约 40cm。
④手能够自然使用到键盘，胳膊肘呈 90° 弯曲。
⑤使用电脑 30 分钟要让眼睛休息 10 分钟，可
能的话站起来走一会儿更好。

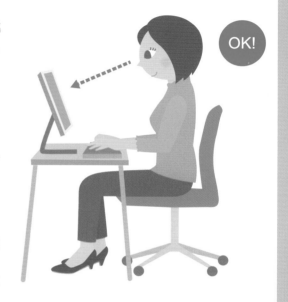

OK!

② 摄取有益于眼睛的食物

建议大家每天均衡摄入对保护视力有帮助的维
生素 A、维生素 B 族、锌、DHA。
维生素 A 保持眼角膜和黏膜健康。胡萝卜、草
莓、菠菜、动物肝脏等富含该成分。
维生素 B 族 保持视神经健康。猪肉、鳗鱼、
鲣鱼、动物肝脏、大蒜、大豆等富含该成分。
锌 视网膜中含有很多锌。蛤仔、蚬贝、牛肉、
松子等食物中富含该成分。
DHA 负责从视神经传递信息到大脑。青花鱼、
沙丁鱼、竹荚鱼等富含该成分。

③ 特别注意补充叶黄素

叶黄素是一种天然类胡萝卜素，是视网膜与黄斑
区必需的营养元素，人体自身无法合成，只能通
过外界摄入。补充叶黄素可以有效预防多种眼睛
疾病，保护视力，提高视觉反应时间，减少蓝光
对视力的伤害，并能延缓眼睛衰老。绿叶蔬菜
中含有大量叶黄素，如菠菜、韭菜、羽衣甘蓝等，
玉米中的叶黄素含量也很高，多食用此类蔬菜可以保证叶黄素摄入量。

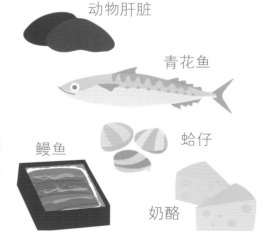

动物肝脏

青花鱼

蛤仔

鳗鱼

奶酪

Part 2

佩戴眼肌锻炼
眼镜热身

戴上眼肌锻炼眼镜，缓缓活动眼球。向上下左右
各个方向活动，可以让酸疼、僵硬的肌肉得到锻炼。
要掌握窍门，即头和脖子不动，只活动眼球，
慢慢加快速度，会越来越熟练。

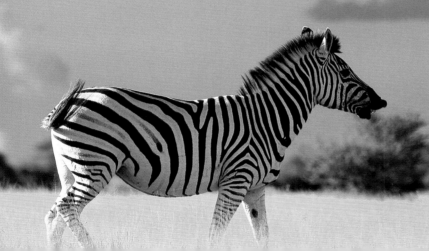

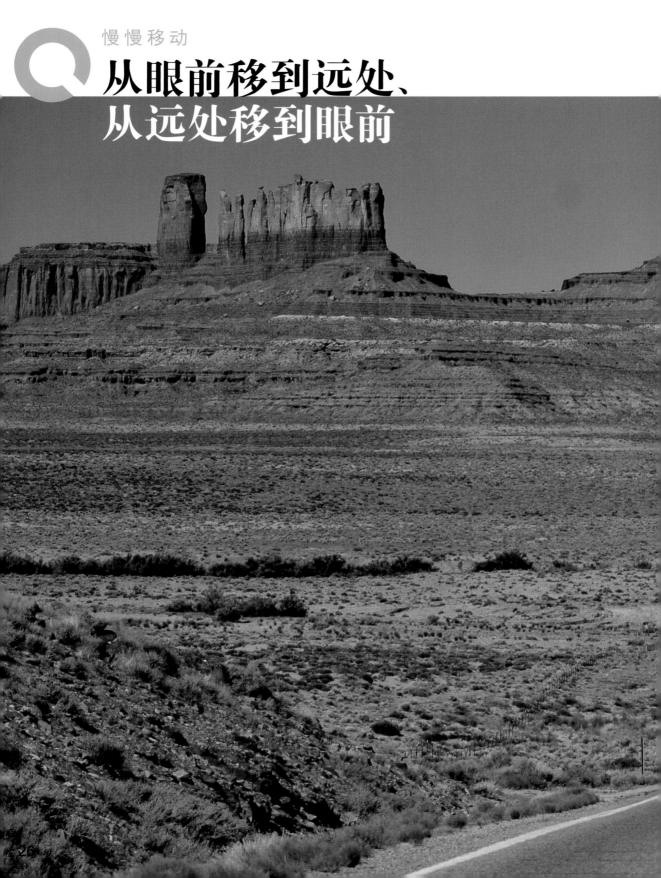

从眼前移到远处、
从远处移到眼前

戴上眼肌锻炼眼镜，看照片下方的道路 10 秒钟，然后只移动眼球，视线沿着道路慢慢移动到远处的岩石上，看岩石 10 秒钟。从岩石沿着道路返回。重复 3 次。

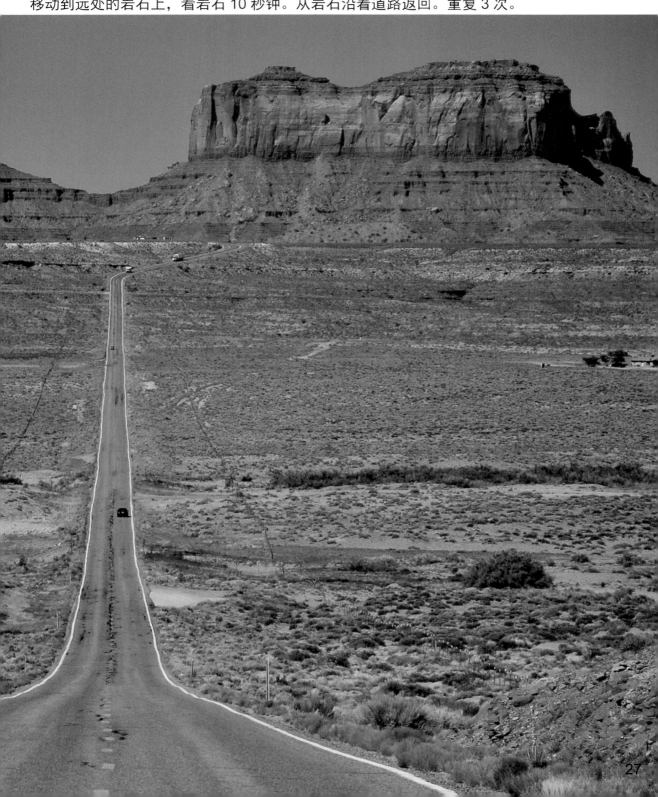

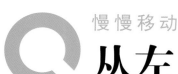

慢慢移动
从左向右、从右向左移动

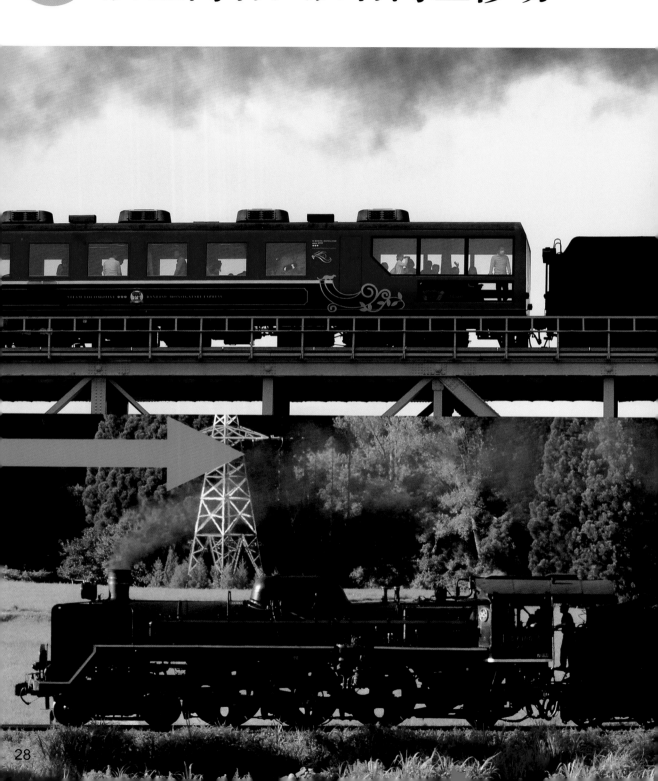

戴上眼肌锻炼眼镜，看照片上方的火车头 10 秒钟，然后只移动眼球，视线慢慢移到左边。
看照片下方的火车头 10 秒钟，移动眼球，视线慢慢移到右边。重复 3 次。

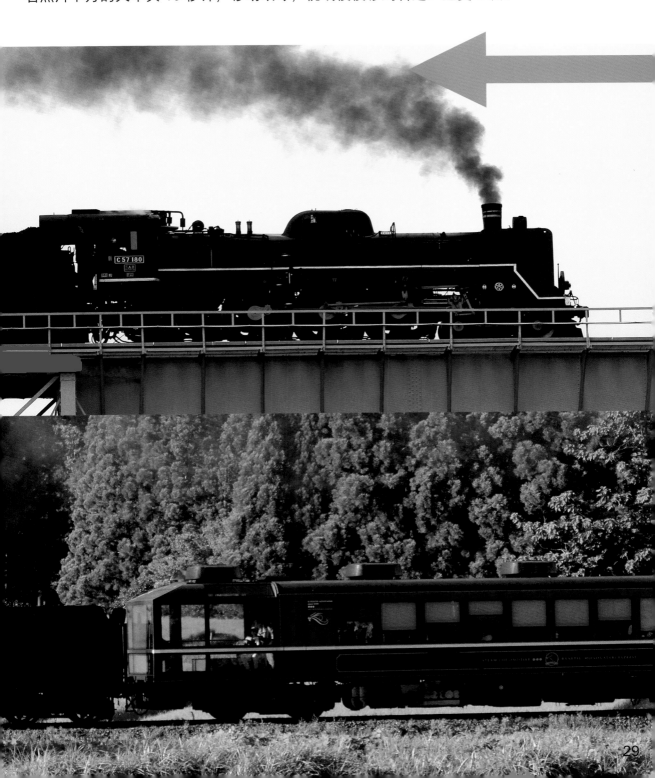

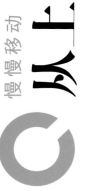

慢慢移动

从上向下，从下向上移动

戴上眼肌锻炼眼镜，把书竖着拿。看塔尖 10 秒钟，然后只移动眼球，视线慢慢移到下方，看下方的树 10 秒钟，再返回。重复 3 次。

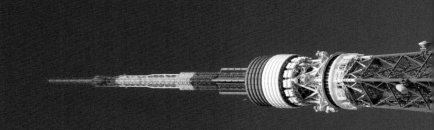

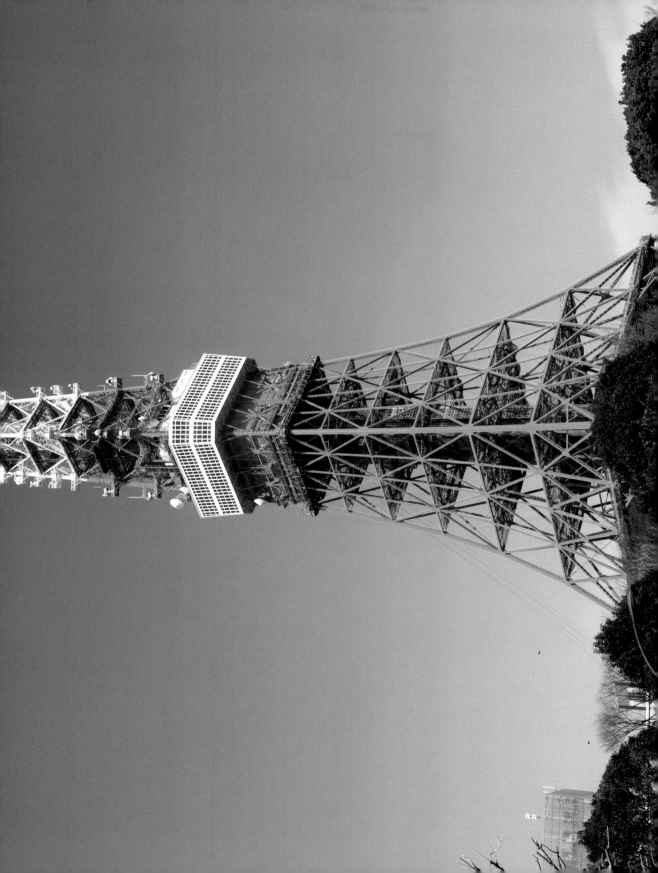

从下向斜上方、
从斜上方向下移动

戴上眼肌锻炼眼镜，看左下方的鹤 10 秒钟，然后只移动眼球，视线慢慢移到最上面的鹤身上，看这只鹤 5 秒钟。接着看右边的大月亮 5 秒钟，只移动眼球，视线慢慢移到右下方的小月亮上，看 10 秒钟。重复 3 次。

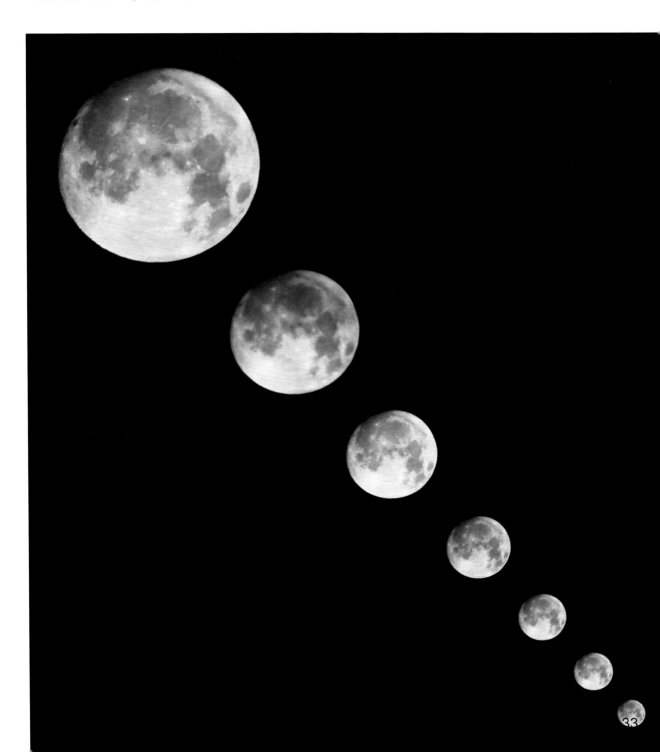

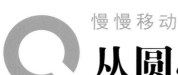

从圆心向外、
从外向圆心移动

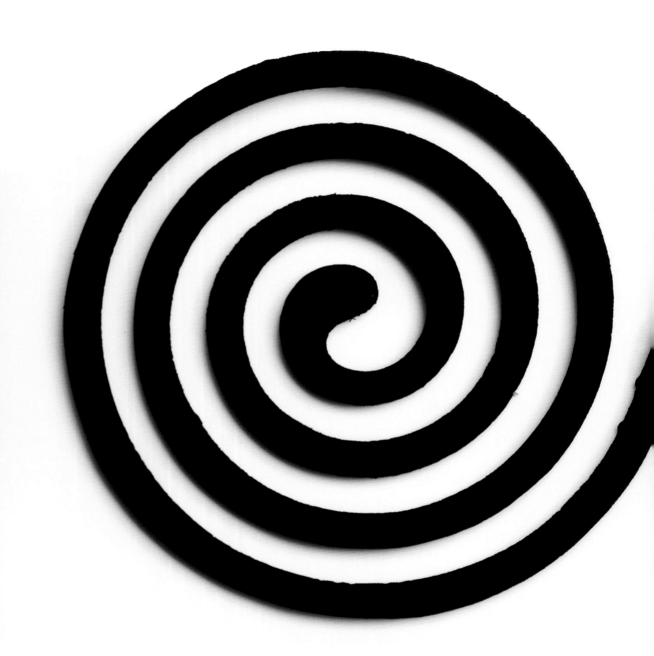

戴上眼肌锻炼眼镜，看 34 页的漩涡中心 5 秒钟，然后只移动眼球，视线慢慢沿着线条移动到 35 页的漩涡中心 5 秒钟，然后再返回 34 页漩涡的中心。重复 3 次。

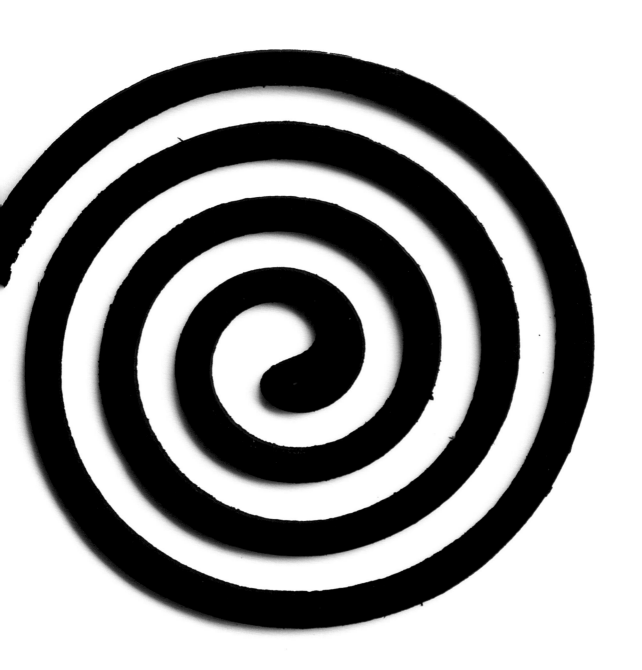

锻炼酸疼的颈部，
也可以缓解眼部疲劳！

颈部酸疼也是让眼睛疲劳的原因之一。锻炼酸疼的颈部，可以让眼睛也得到舒缓、放松。

❶ 两手手指交叉置于颈后

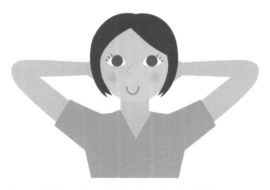

拉伸背肌，看向正前方。两手手指交叉支撑于脑后。

❷ 脸和视线慢慢转向右方

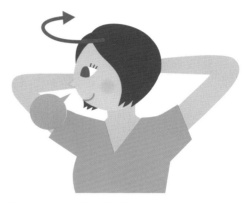

从①的姿势开始肩膀尽量不要动，一边吸气一边尽量将脸和视线转向右边。

❸ 返回①

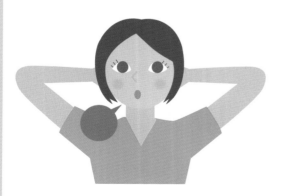

一边呼气一边回到①的姿势。

❹ 左、上、下方向
做法相同

要点

★注意动作要缓慢，避免引起反作用力

★腰和后背不要弯曲

★腰不要过于向前挺起

★动作①～④为 1 组，每天做 5 ～ 10 组

★站姿或坐姿均可

★推荐在使用电脑或伏案工作等间隙的时候做

锻炼眼肌
拓宽视野

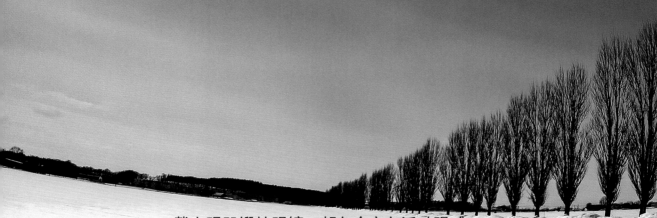

戴上眼肌锻炼眼镜，朝各个方向活动眼球。

有意识地活动眼睛，可以让负责眼球运动的内直肌、外直肌、上直肌、下直肌、上斜肌和下斜肌 6 条肌肉更平衡地活动。让 6 条酸疼、僵硬的眼肌得到锻炼，眼部周围的血流更顺畅，并且有拓宽视野的效果。

沿着箭头移动

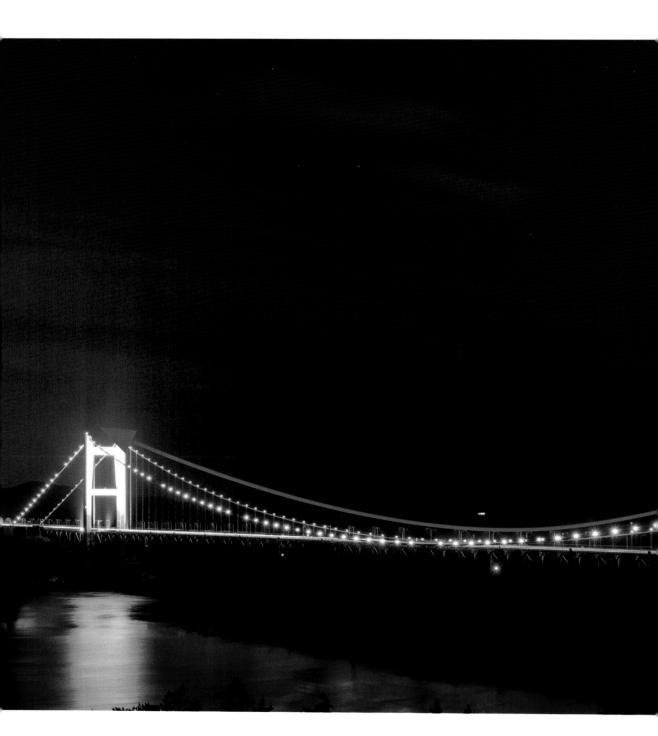

戴上眼肌锻炼眼镜，视线沿着下面的桥栏杆上的箭头用 5 秒钟时间从左边移动到右边，再从右边回到左边。重复 6 次。注意只活动眼球，脖子和头不要动。

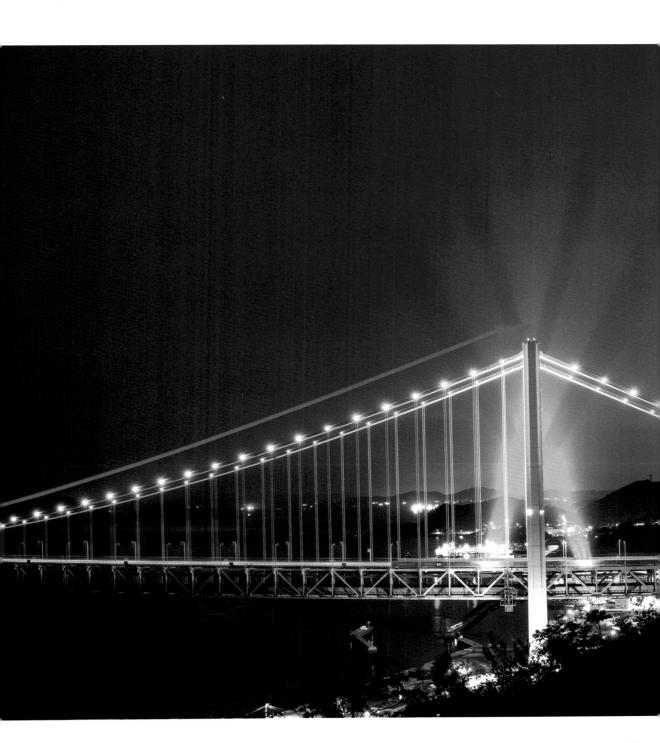

视线上下追随流星的轨道

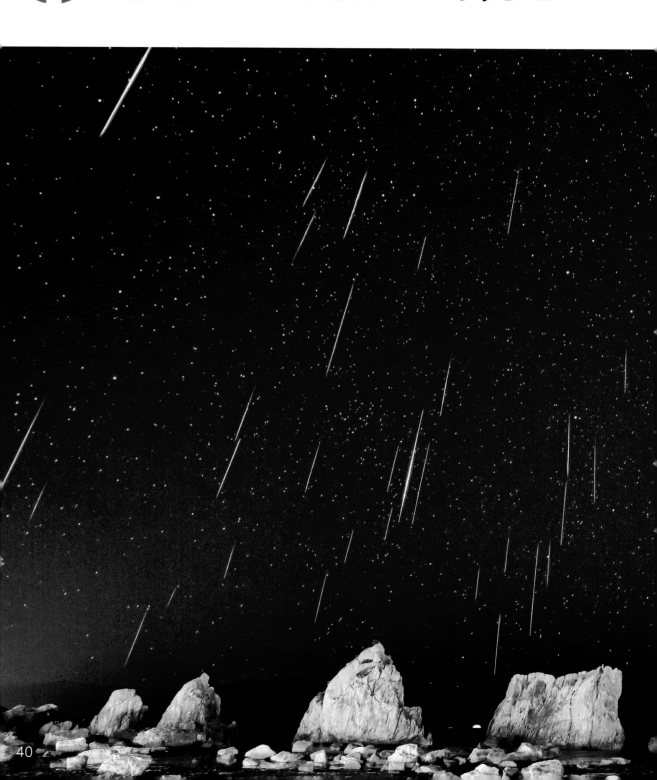

戴上眼肌锻炼眼镜，在能看到的范围内由左边开始从上向下活动眼球，视线追随流星的轨道。以 1 分钟内完成为目标。1 分钟内没完成也没关系，多加练习即可。如果 1 分钟内完成了，请继续享受夜空的美丽吧。

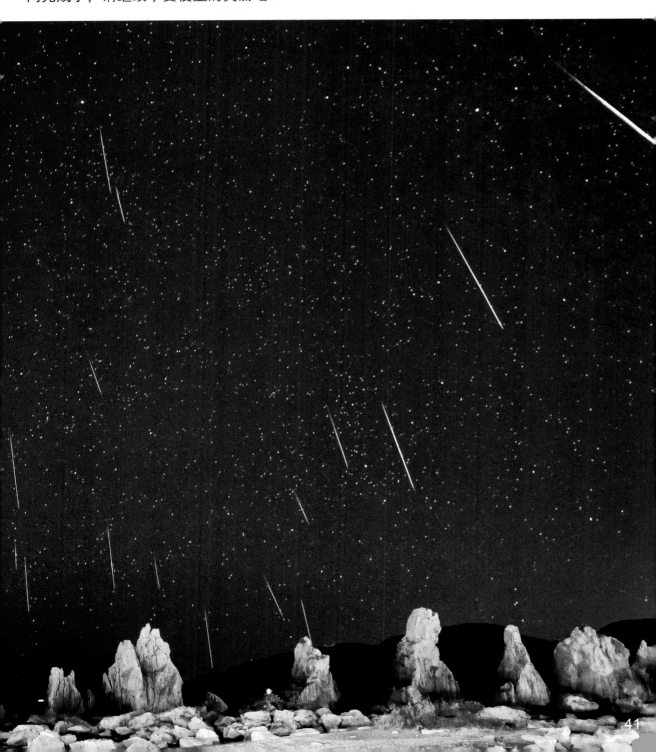

按顺序找出字母 A 到 Z

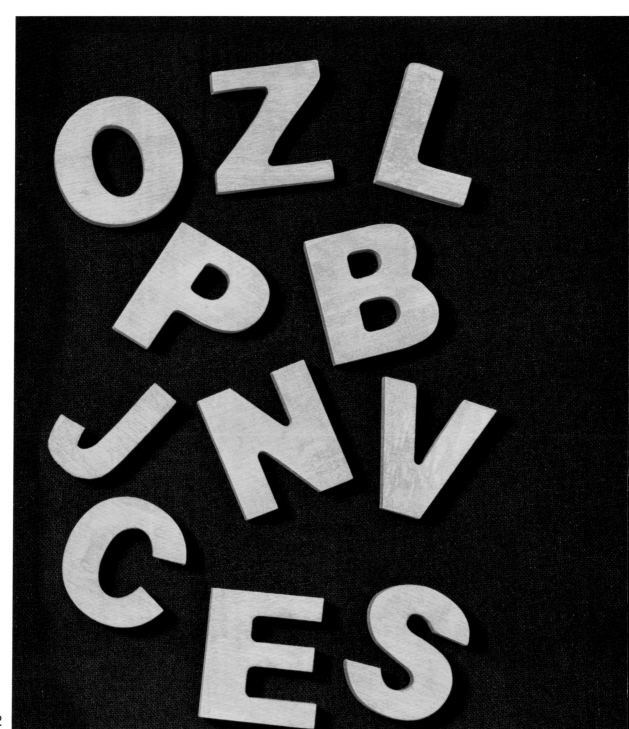

戴上眼肌锻炼眼镜，只活动眼球，将随机排列的字母按照顺序找到。以 1 分钟内完成为目标，每天练习可以让眼肌得到锻炼。

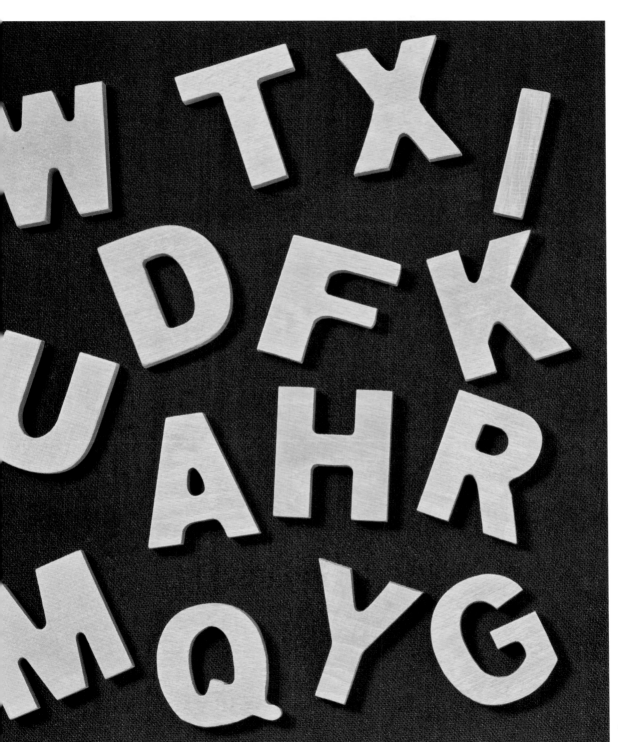

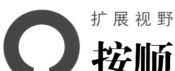

按顺序找到数字 1 ~ 20

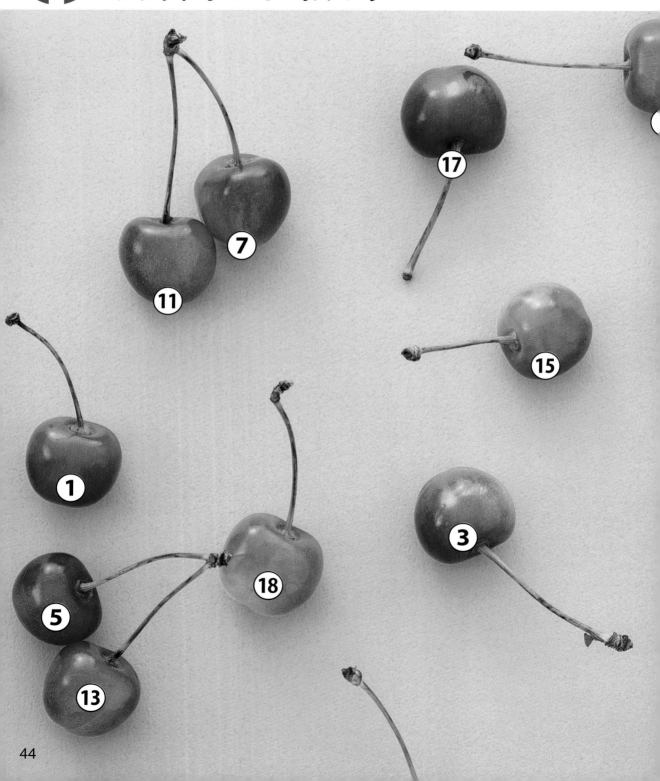

戴上眼肌锻炼眼镜，只活动眼球，在随机排列的数字中按顺序找到 1 ～ 20。以 1 分钟内完成为目标。1 分钟完不成也没关系，每天练习可以让眼肌得到锻炼，不知不觉中就可以在 1 分钟内完成了。

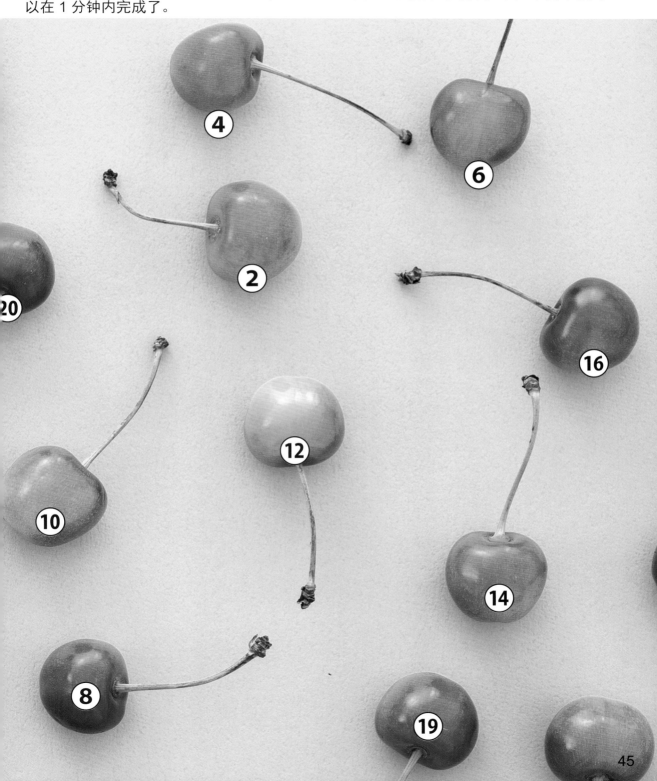

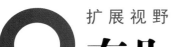

扩展视野
有几个相同的水果?

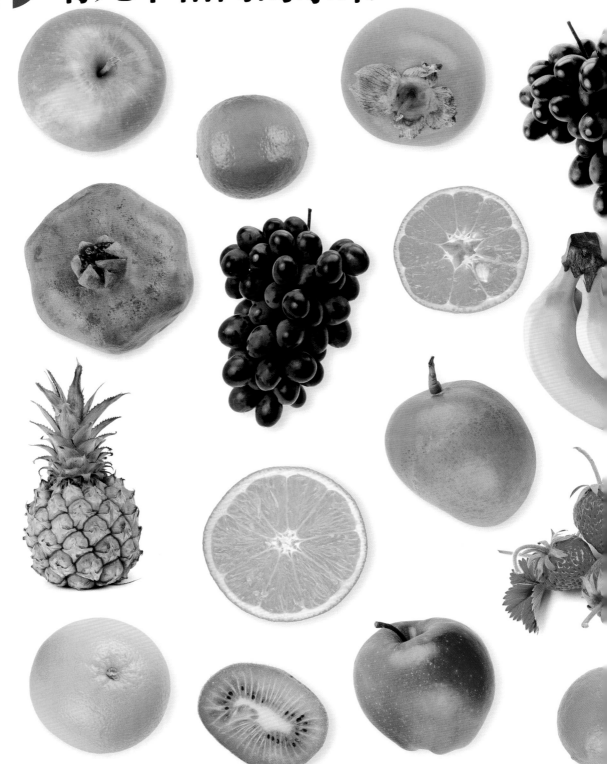

戴上眼肌锻炼眼镜，只活动眼球，1分钟之内数出苹果和橘子各有几个。如果1分钟内数不完可以多数几次，争取尽快数完。也可以尝试数其他水果。答案见48页。

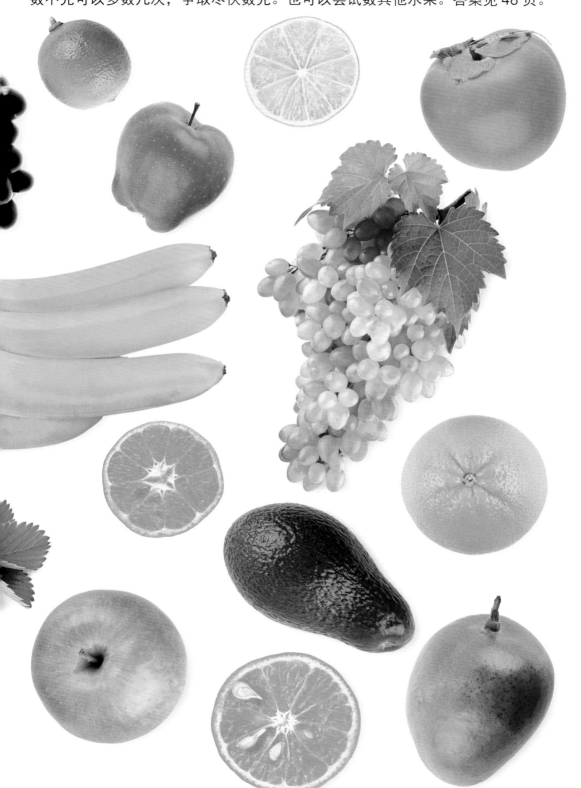

专栏
column

活动酸疼的肩膀，缓解眼疲劳！

肩部酸疼也是导致眼睛疲劳的原因。
肩膀不要用力，活动身体，舒展眼肌

站姿，手腕向前，前后摆动。

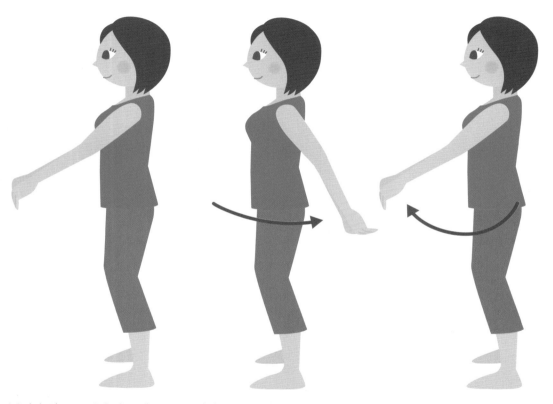

活动肩膀，两脚与肩同宽，重心略向下，膝盖微微弯曲。
活动手腕，伸直肘部，轻轻地前后自然摆动。重复 1 分钟。

要点
★随重力摆动
★不需要用力甩高，轻
　轻地、自然地

46、47 页答案

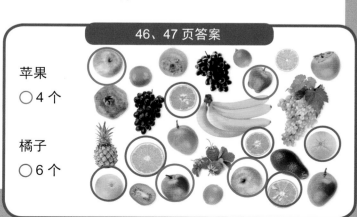

苹果
○4 个

橘子
○6 个

Part 4

佩戴眼肌锻炼
眼镜对焦

佩戴眼肌锻炼眼镜能够快速对焦。

除了本书中提到的眼肌锻炼方法外，日常生活中很多场景都可锻炼，

比如将视线从窗外的景色移动到窗框、从电视屏幕移动到手边等。

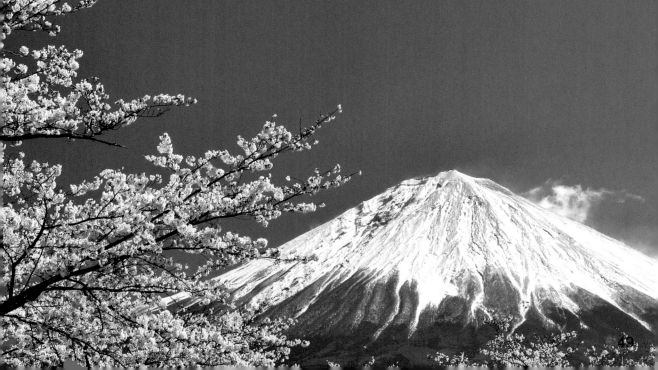

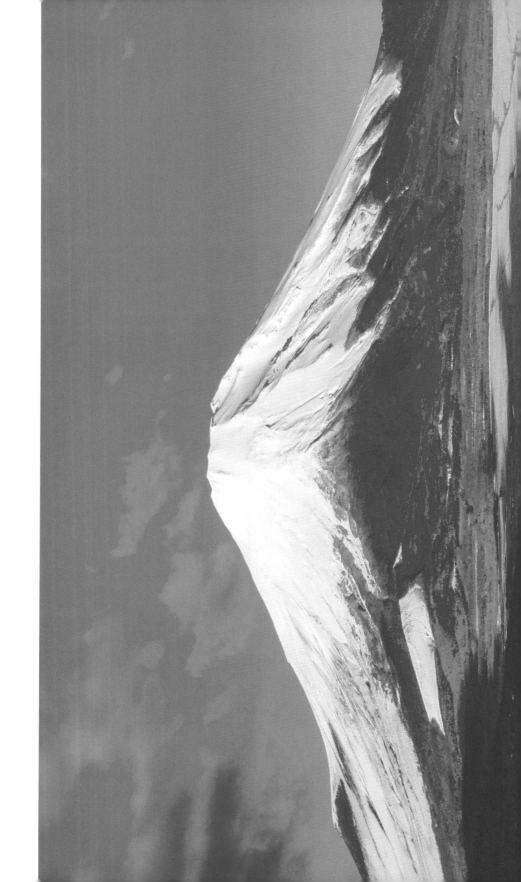

交替看天鹅和富士山

戴上眼肌锻炼眼镜，把书竖着拿。看 5 秒钟天鹅，再看 5 秒钟富士山，交替进行，注意看的时候只移动眼球。重复 6 次。

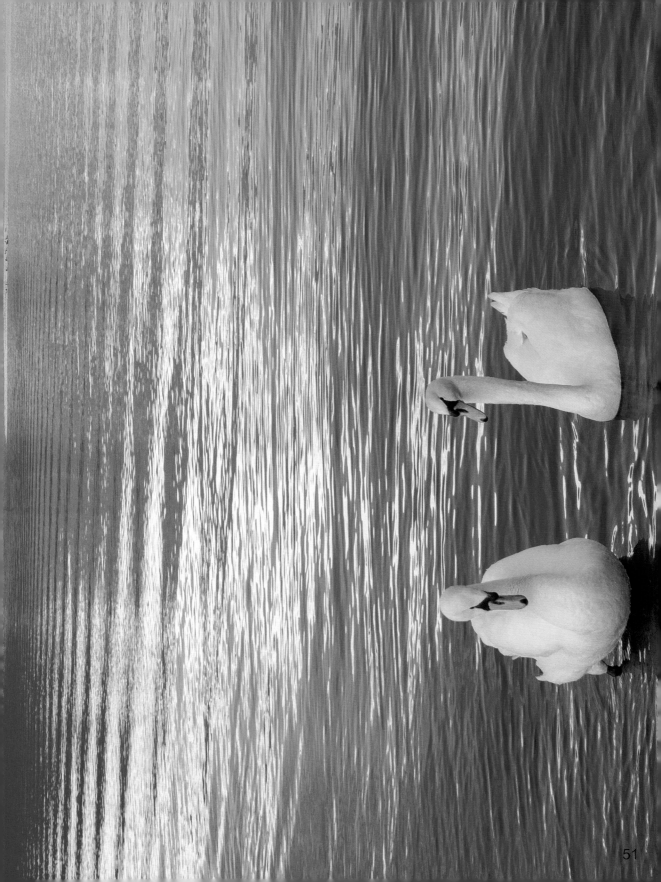

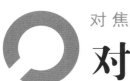 对焦

对焦在鱼身上，再慢慢移开

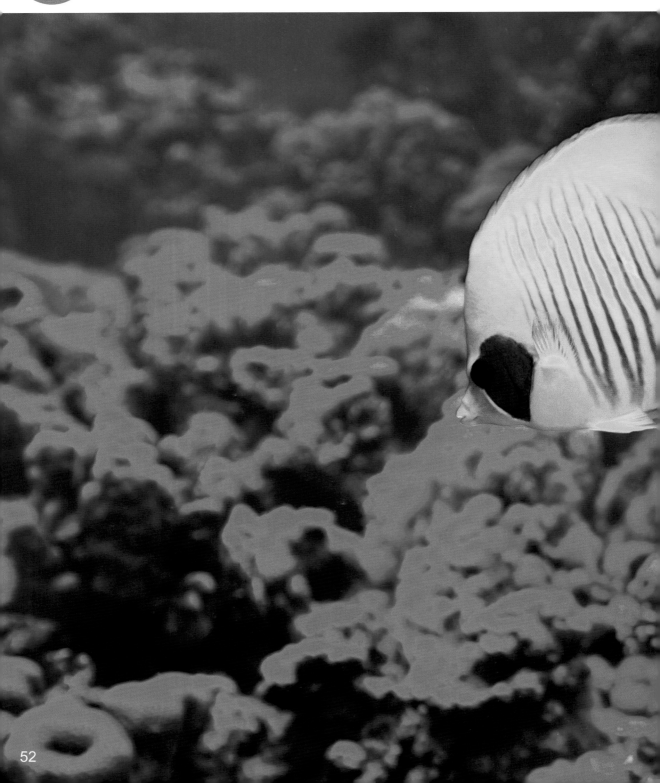

戴上眼肌锻炼眼镜，先对焦在鱼身上。然后慢慢把书靠近或者移开，使视线不对焦，再移动回到对焦的位置。重复 10 次。

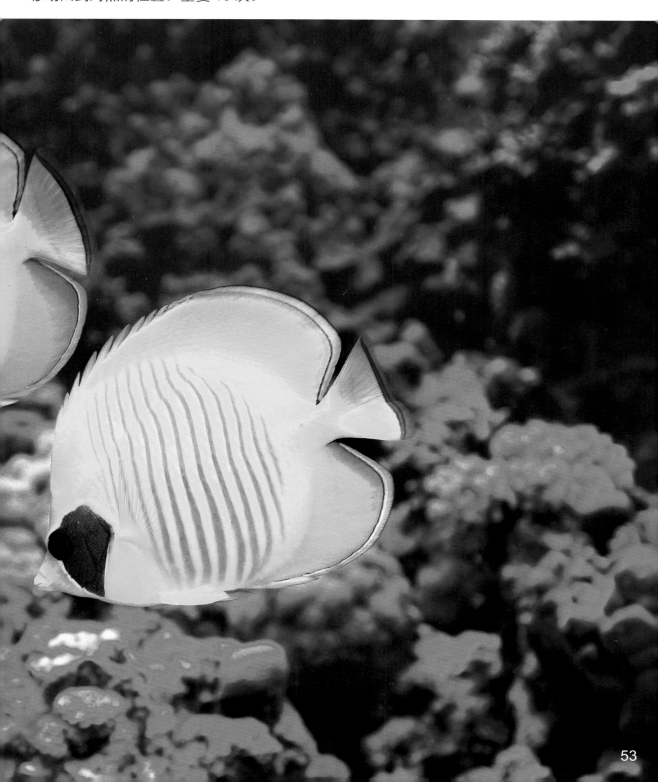

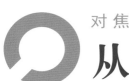

对焦

从图片整体对焦到中央的花朵

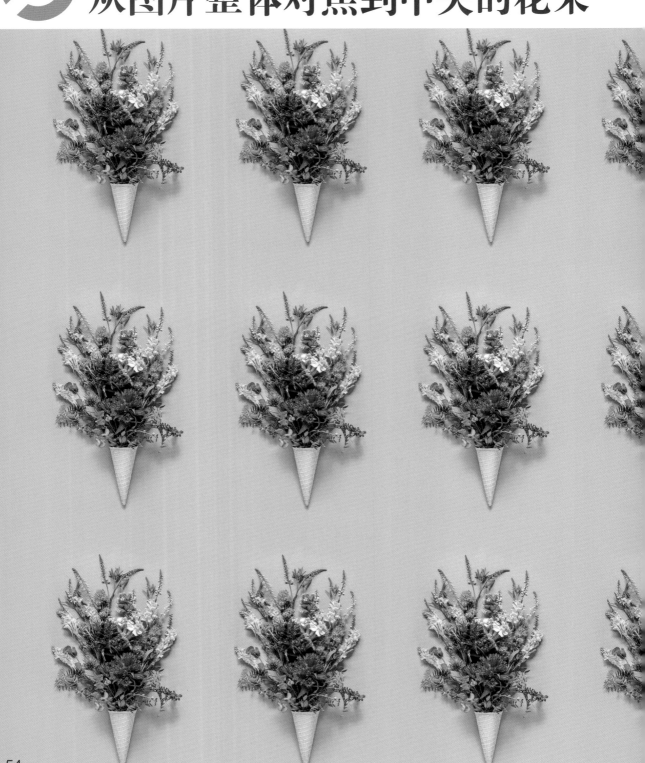

戴上眼肌锻炼眼镜，对焦使四周的花全部进入视野，看 5 秒钟。然后对焦到中间的花上看 5 秒钟。接下来按照从中心到四周、四周到中心的方法循环看 1 分钟。

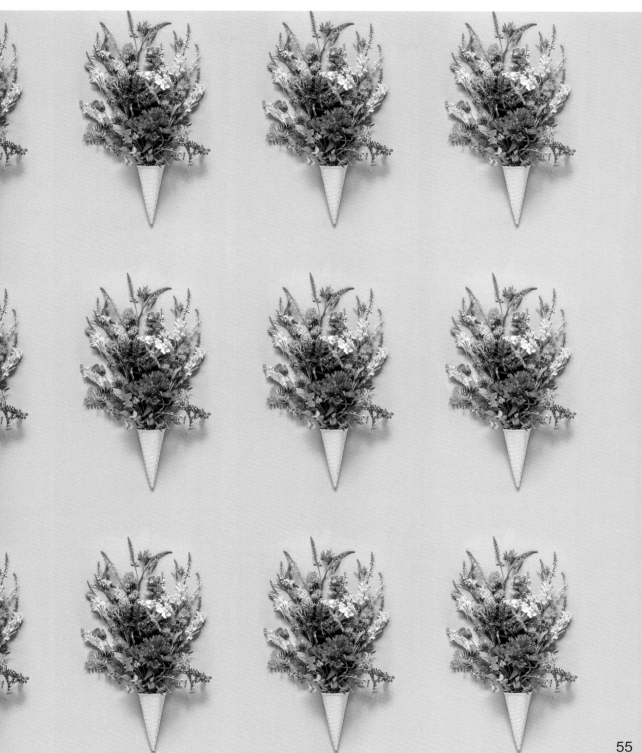

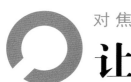

让波纹从中央向四周分散

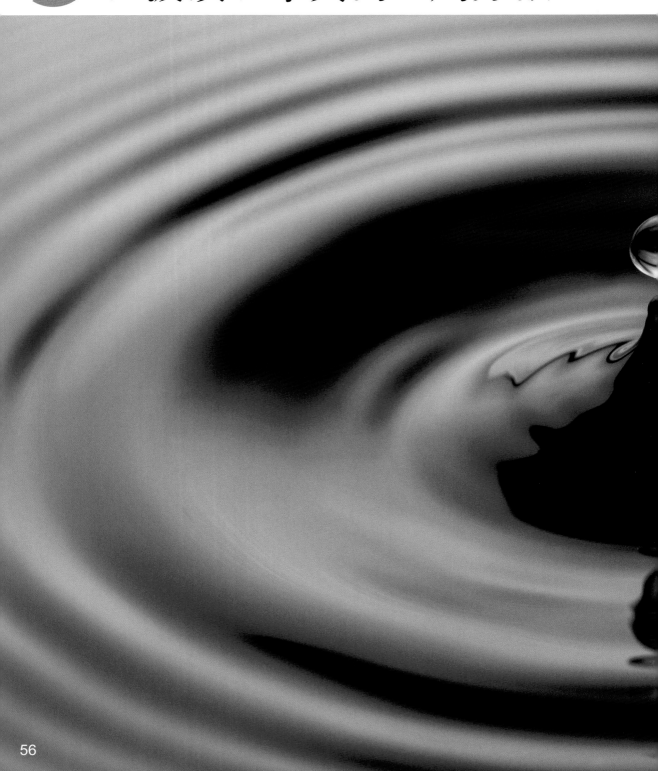

戴上眼肌锻炼眼镜，看 5 秒钟中央的水滴。然后让焦点像波纹扩展一样向外分散，看 5 秒钟。接下来按照波纹到水滴、水滴到波纹的方法循环看 1 分钟。

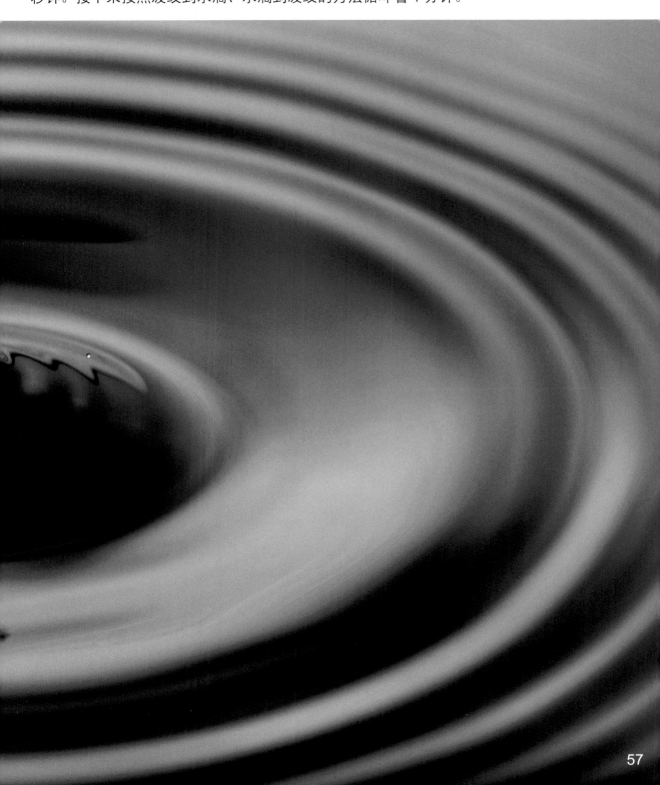

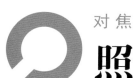

对焦

照片中有几只火烈鸟？

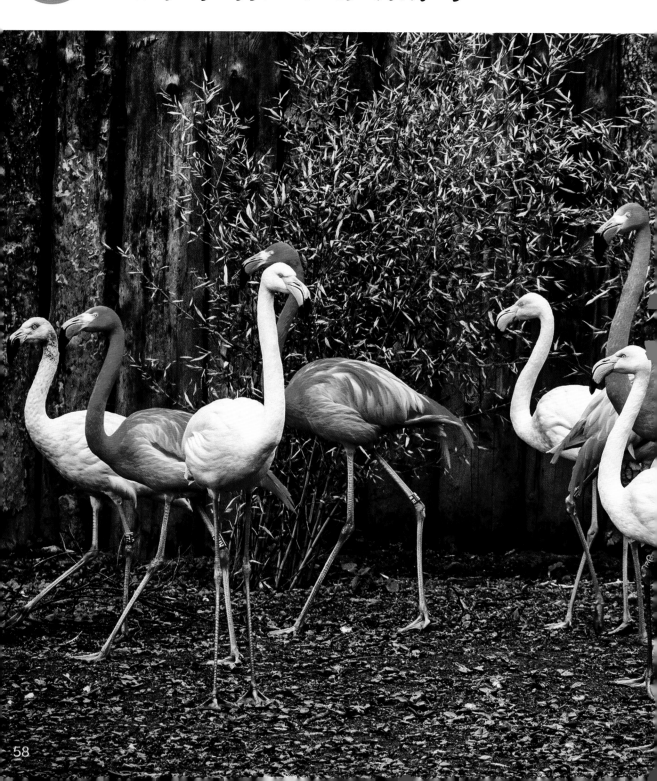

戴上眼肌锻炼眼镜，只活动眼球，1分钟内数出照片中有几只火烈鸟。开始的时候1分钟数不完也没关系，可以多数几次，争取1分钟内数完。

答案见 60 页。

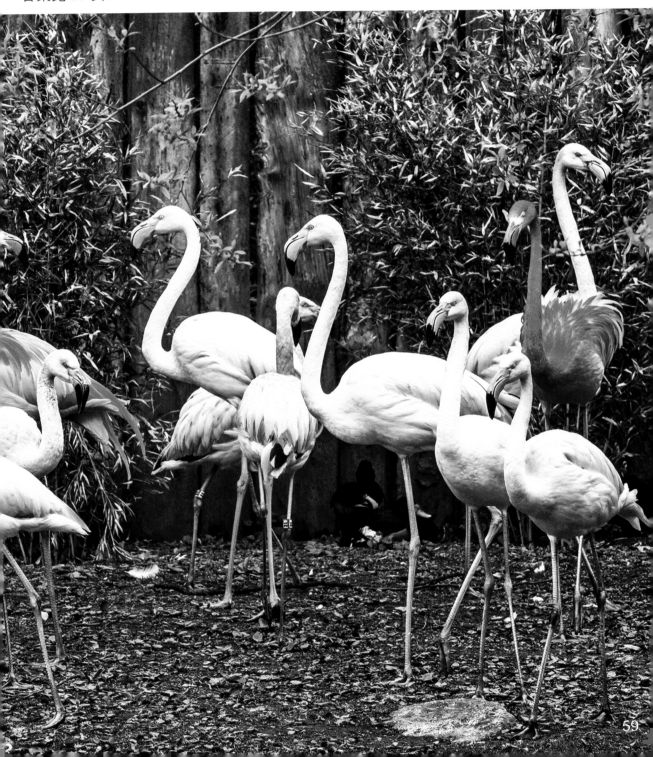

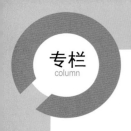

泡澡的时候锻炼眼肌，
提高血液循环

泡澡的时候血流速度增快，最适合改善眼部血液循环。
放松身体，舒展眼睛，会让人重振精神。

❶ 用毛巾热敷眼睛

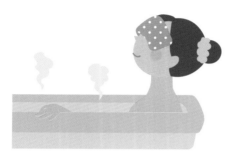

把身体浸泡在 40° 左右的水中，把热毛巾覆盖在眼睛上，毛巾变冷就重新加热，按以下步骤活动眼球。

❸ 转动眼球

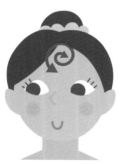

在热毛巾下顺时针、逆时针快速转动眼球。做 10 次。

❷ 上下左右活动眼球

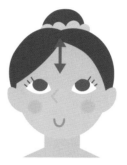

在热毛巾下，上下左右活动眼球。缓慢做 2 次，快速做 10 次。

❹ 眼球斜向活动

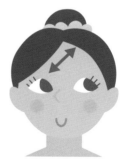

在热毛巾下，向右上、右下、左上、左下方向活动眼球。缓慢做 2 次，快速做 10 次。

要点
★要保持裸眼状态。
★眼睛在毛巾下要睁开。

58、59 页答案

17 只

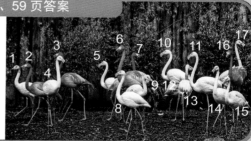

佩戴眼肌锻炼眼镜，
让血液流动通畅

戴上眼肌锻炼眼镜，看左右两边不同的画，
或者找出隐藏的东西，让眼球频繁活动，
血液流动会更通畅，让眼肌得到锻炼。不但眼肌得到锻炼，
还可以刺激眼部细胞，对大脑发挥作用。

让血液流动通畅

交替看左右两幅颜色
不同的画

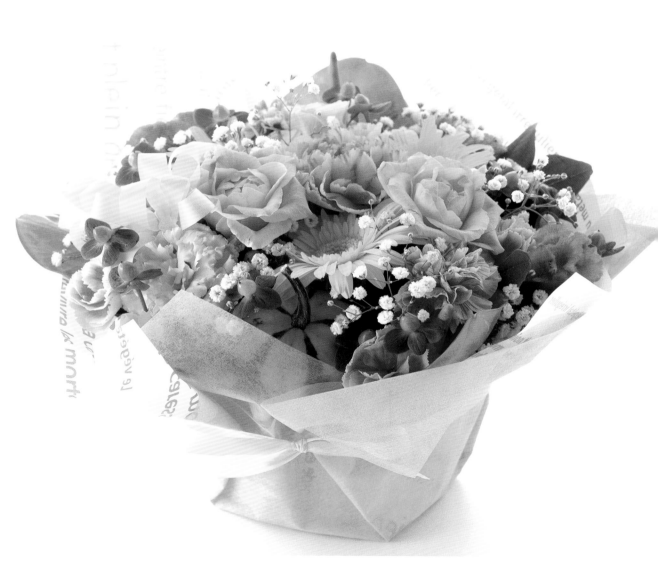

戴上眼肌锻炼眼镜，只活动眼球，看左边花的照片 10 秒钟，再看右边花的照片 10 秒钟。重复 3 次。在锻炼的同时还可以刺激视网膜的视细胞。

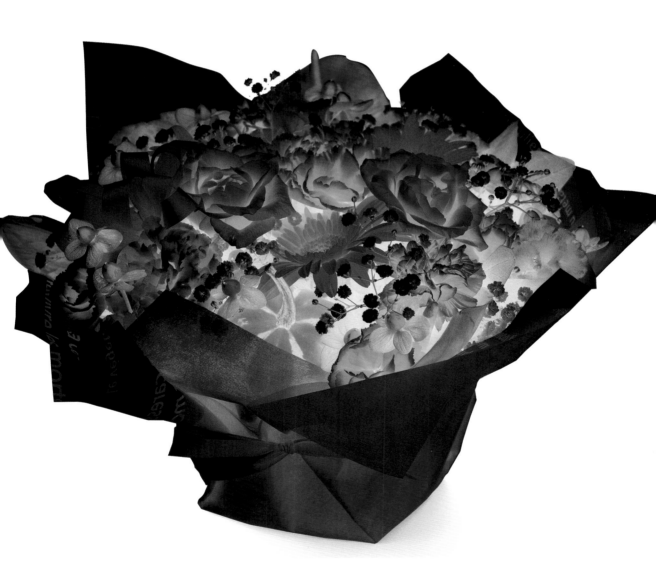

用视线把蔬菜
和文字对应起来

生姜　　　　　　　洋葱　　　　　　芦笋　　　　　　　　西蓝花

　　　　　　胡萝卜

红薯

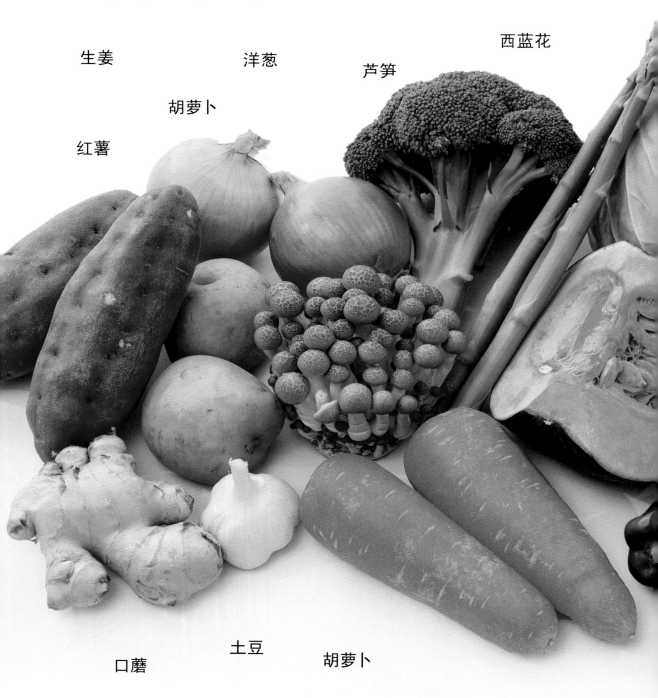

口蘑　　　　　土豆　　　　　胡萝卜

戴上眼肌锻炼眼镜，用视线把蔬菜的照片和文字连接起来。以 1 分钟内完成为目标。上下左右活动可以让眼部血流更通畅。1 分钟内完不成也没关系，可以多尝试几次，争取尽快完成。

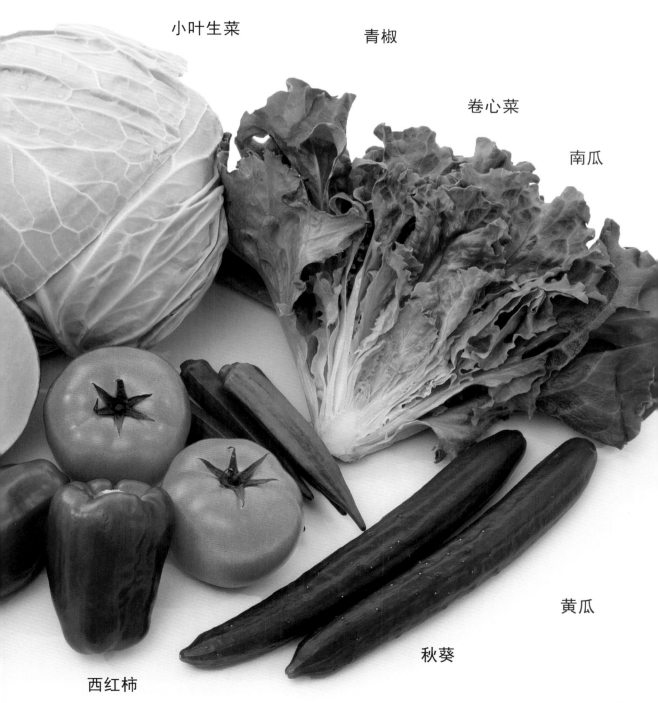

小叶生菜

青椒

卷心菜

南瓜

黄瓜

秋葵

西红柿

找出左右两张照片中 5 处不同

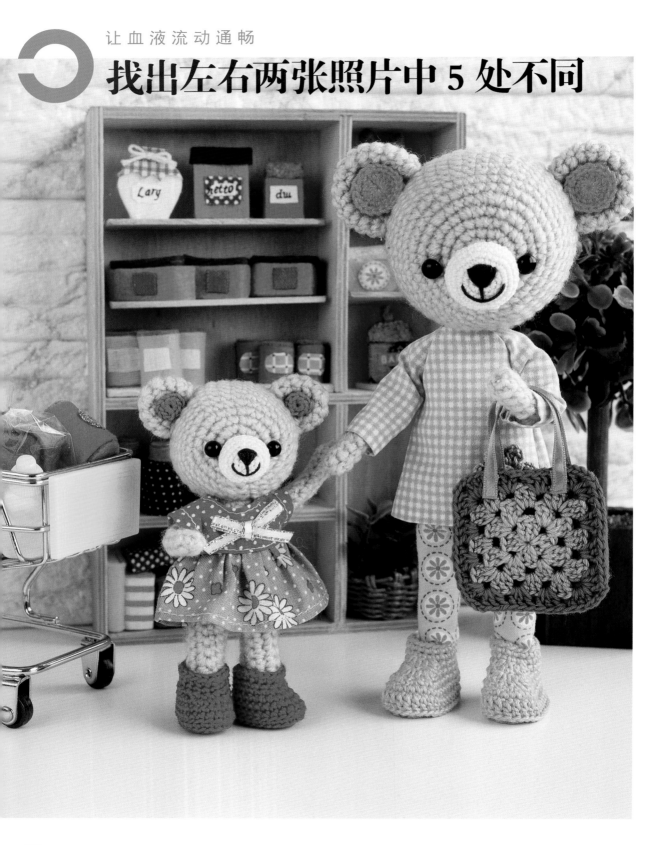

戴上眼肌锻炼眼镜，找出左右两页的 5 处不同。
以 1 分钟内完成为目标。1 分钟内完不成也没关系，可以多尝试几次，争取尽快完成。
答案见 72 页。

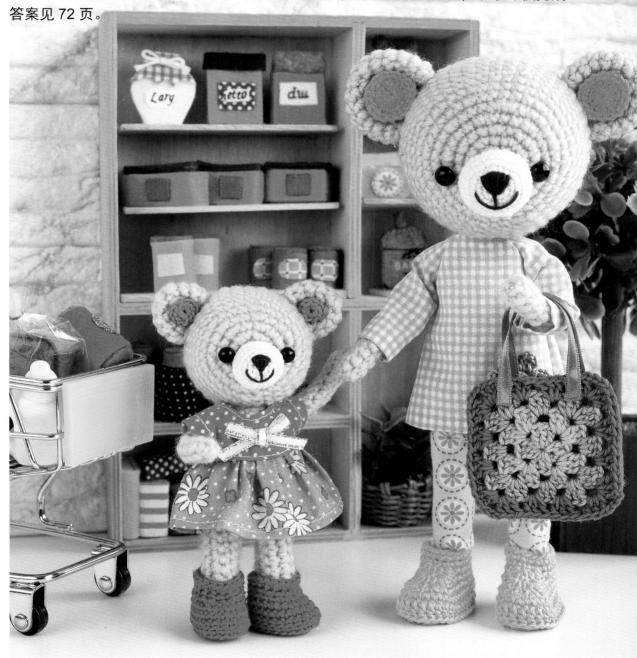

让血液流动通畅

用视线走出迷宫

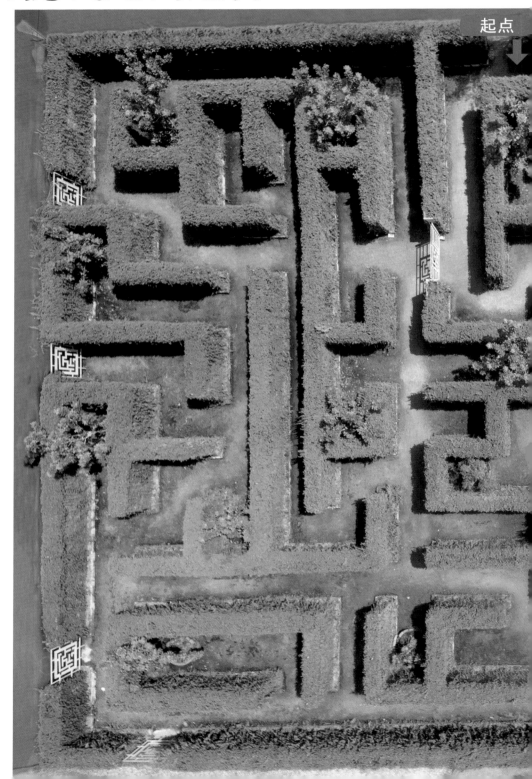

起点

戴上眼肌锻炼眼镜，只活动眼球，视线从迷宫的起点走到终点。以 1 分钟内完成为目标。
1 分钟内完不成也没关系，可以多尝试几次，争取尽快完成。答案见 72 页。

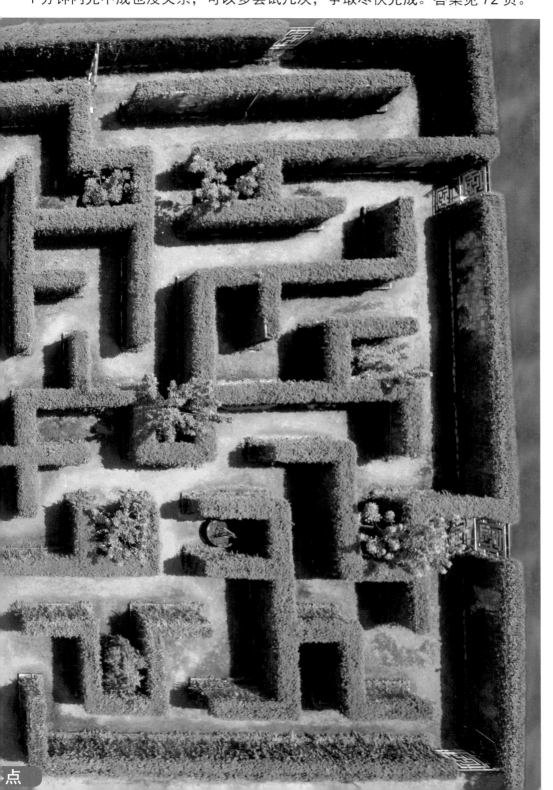

点

找出藏在背景中的生物

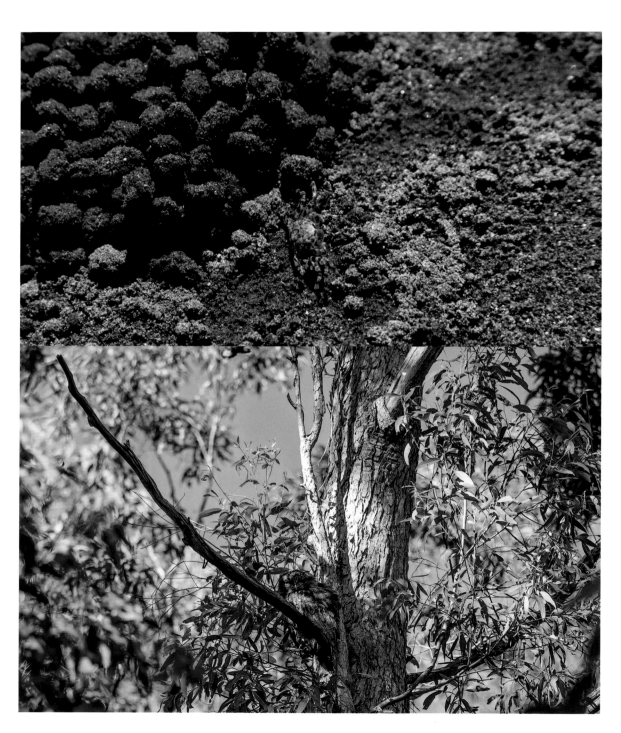

4 张照片中都藏有一个生物。戴上眼肌锻炼眼镜，在 1 分钟内找出该生物。如果 1 分钟内找不到，就多尝试几次，争取可以在 1 分钟内找到。答案见 72 页。

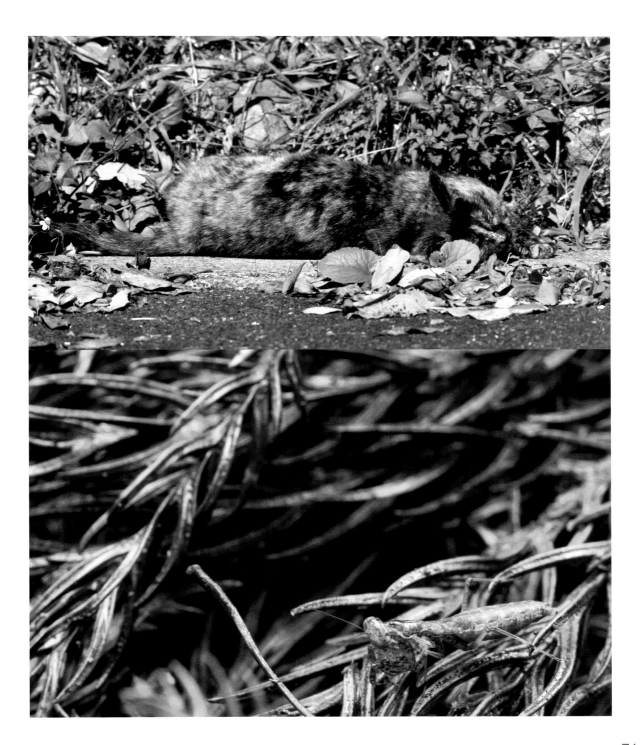

答 案

66、67 页答案

○ 做标记的部分不同

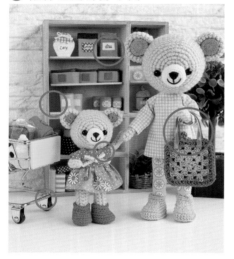

68、69 页答案

红线为最短路线

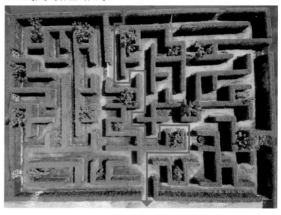

70 页答案

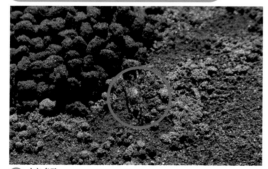

○ 螃蟹

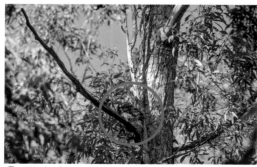

○ 猫头鹰

71 页答案

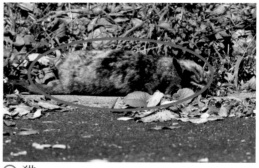

○ 猫

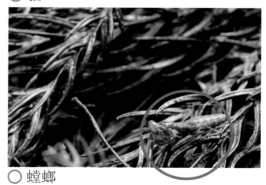

○ 螳螂

佩戴眼肌锻炼眼镜
刺激眼睛和大脑

眼睛受到光线刺激后在视网膜上成像。

图像转换成电信号传输到大脑，在大脑中进行分析。

佩戴眼肌锻炼眼镜看隐藏的数字、动物照片等日常生活中

很少接触到的图像，在锻炼眼肌的同时还可以活跃大脑。

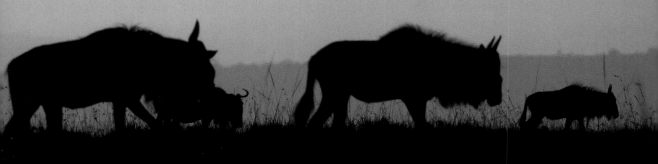

刺激眼睛和大脑

从下面的照片中找出和右边一样的脸

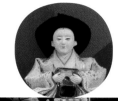

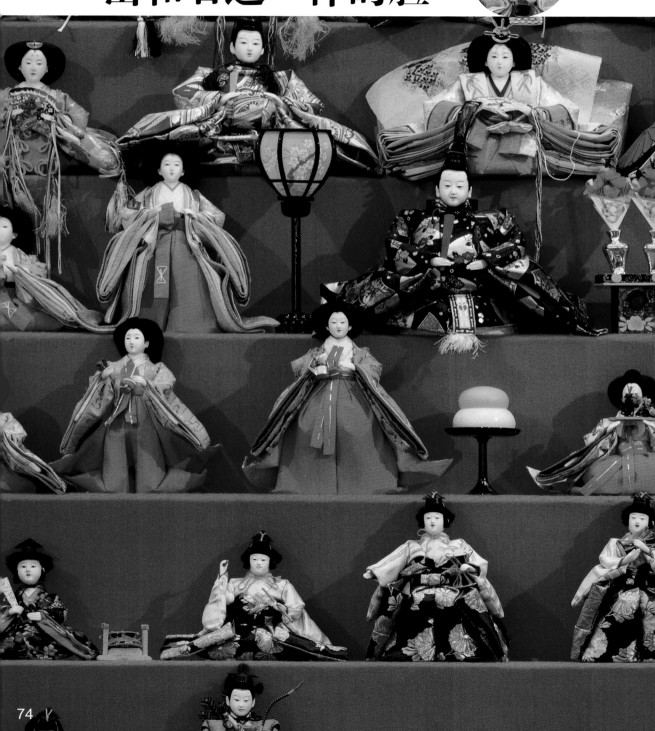

74

戴上眼肌锻炼眼镜，只活动眼球，从下面的大照片中找出和左边圆圈中一样的脸。
以 1 分钟内完成为目标。规定时间内完不成也没关系，可以在舒展的同时锻炼分析能力。
答案见 84 页。

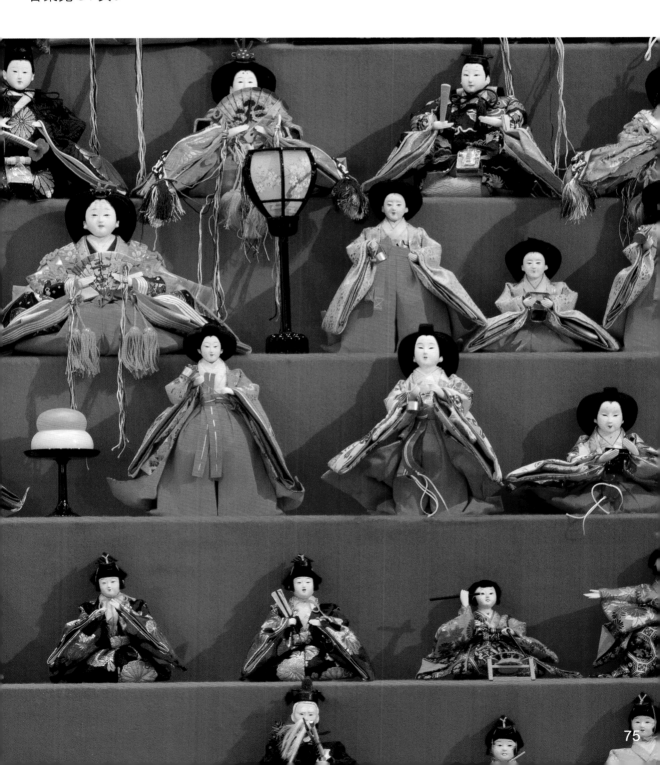

找出藏在风景中的 6 只飞鹰

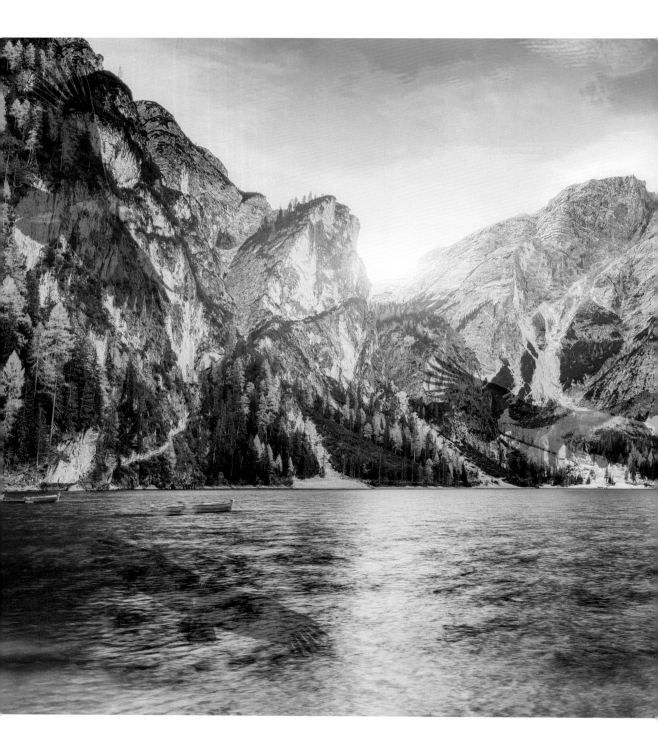

戴上眼肌锻炼眼镜，只活动眼球，找出藏在风景中的 6 只飞鹰。以 1 分钟内完成为目标。规定时间内完不成也没关系，可以在舒展的同时刺激大脑。答案见 84 页。

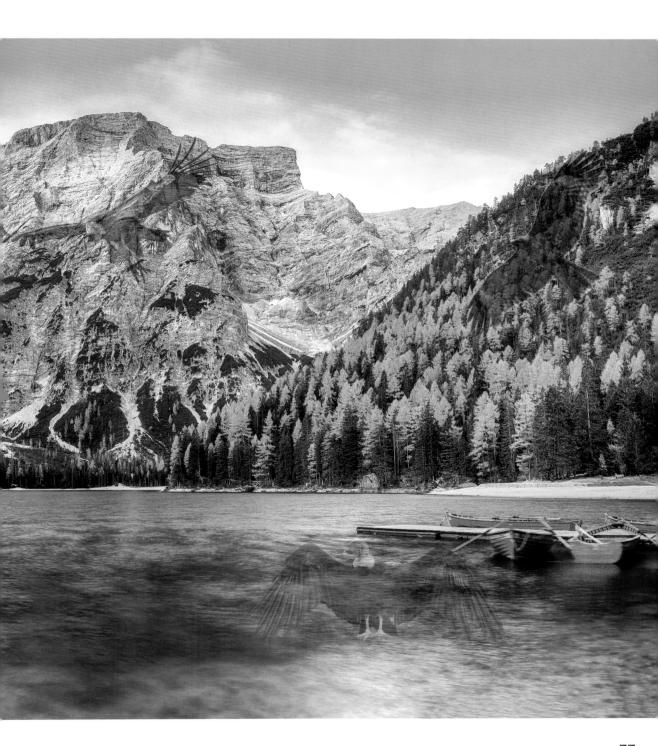

刺激眼睛和大脑

找出藏在背景中的数字 1 ~ 8

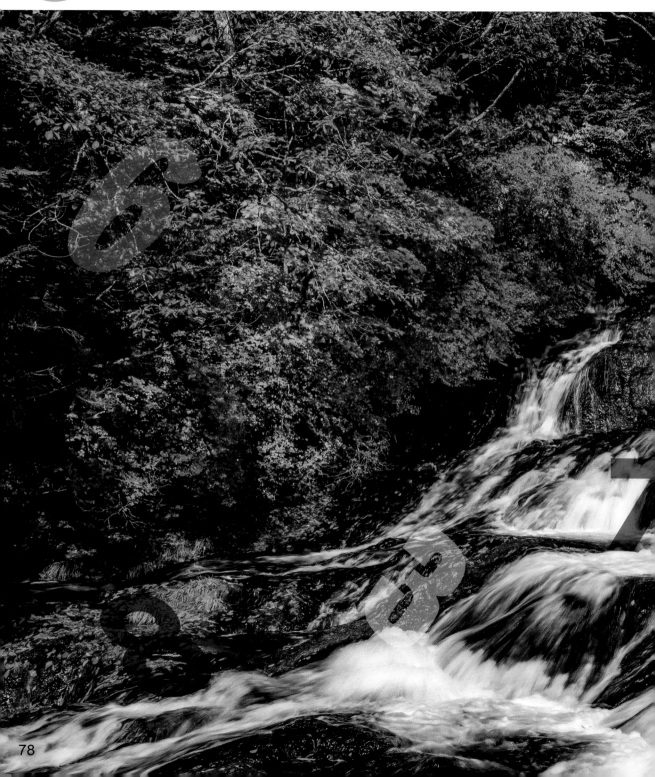

戴上眼肌锻炼眼镜，只活动眼球，找出藏在背景中的数字 1～8。以 1 分钟内完成为目标。
注意不要因为太过专注让脖子和头也跟着活动。答案见 84 页。

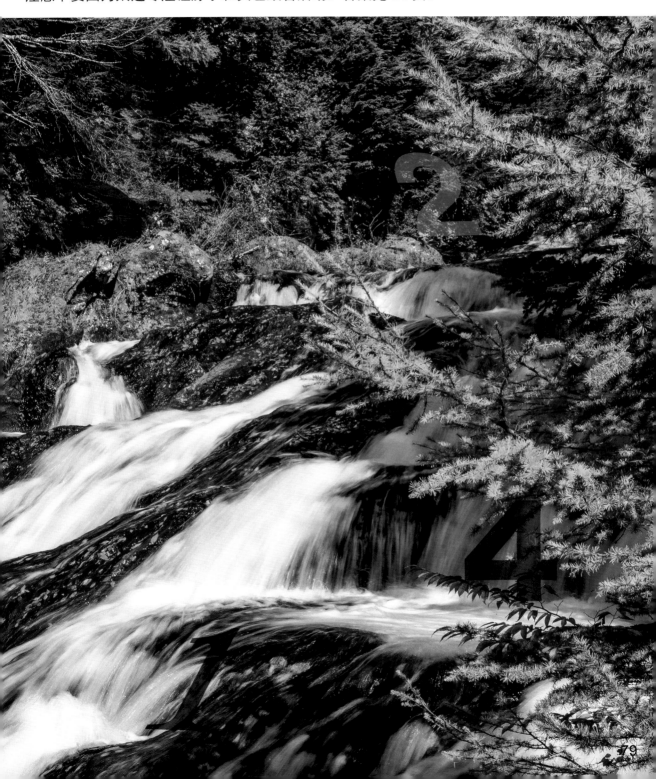

从镜像照片中找出 7 个正像

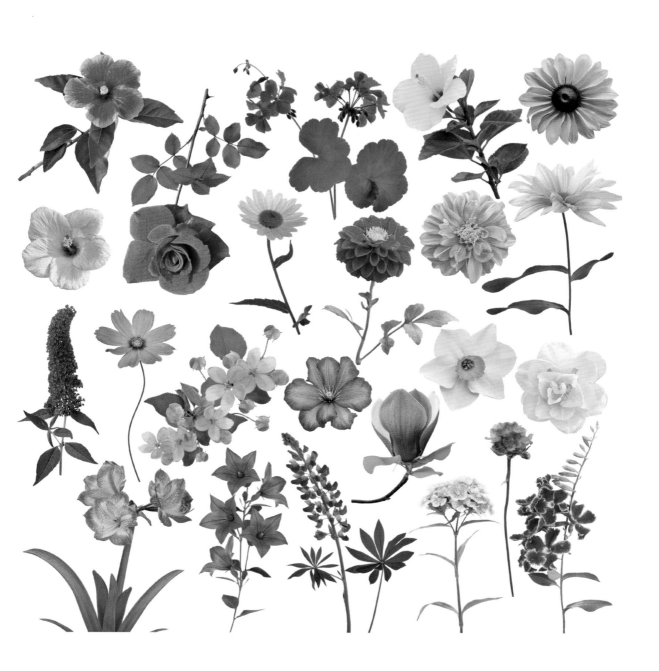

左右两张图片互为镜像。戴上眼肌锻炼眼镜，只活动眼球，在 1 分钟内找出 7 朵不是镜像的花。完不成也没关系，可以锻炼分析力和注意力。答案见 84 页。

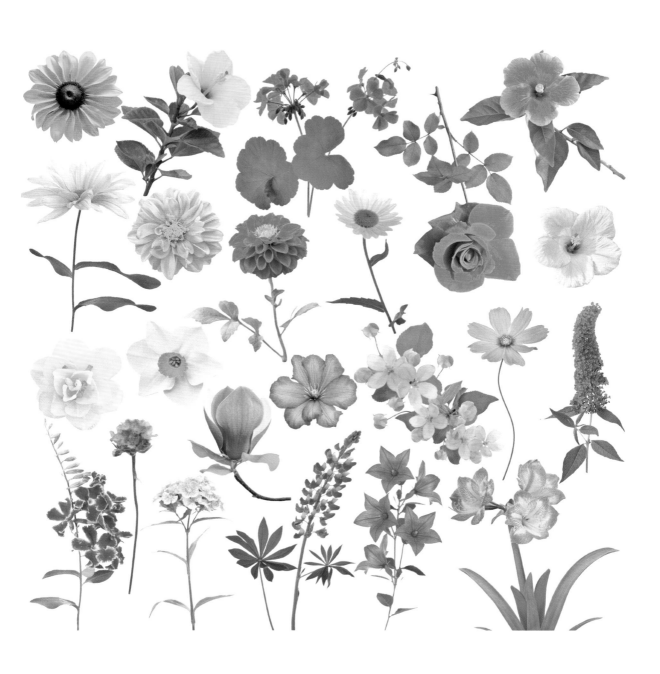

上下颠倒的照片是哪幅?

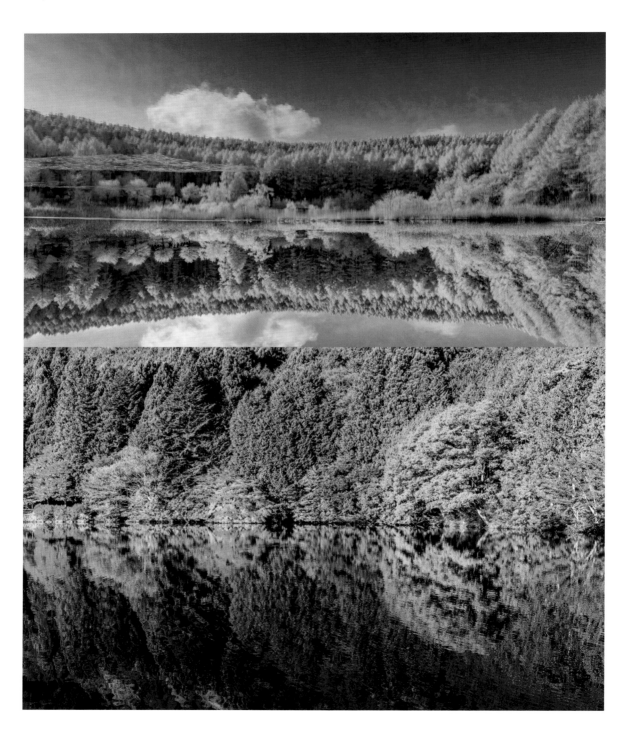

4 幅照片中有一幅上下颠倒。戴上眼肌锻炼眼镜，只活动眼球，在 1 分钟内找出是哪一幅。可以在锻炼眼肌的同时培养注意力。答案见 84 页。

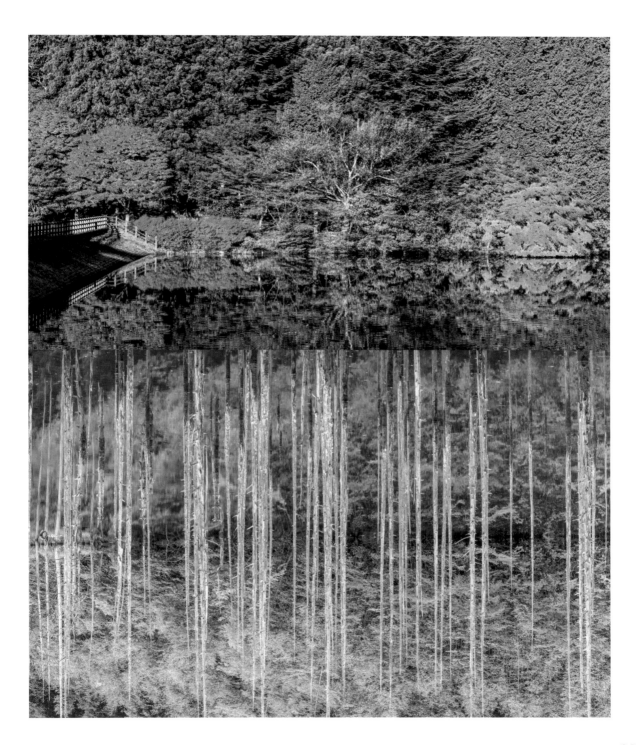

答 案

74、75 页答案

○ 标记号的脸

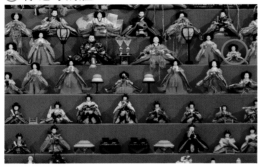

76、77 页答案

画 ○ 的 6 只

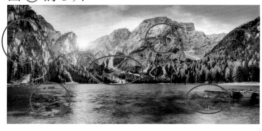

78、79 页答案

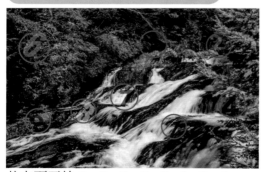

从左面开始 6、8、3、7、5、1、2、4

81 页答案

画 ○ 的 7 处

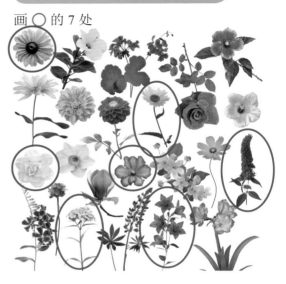

82、83 页答案

82 页上面、83 页下面的照片正好上下颠倒。

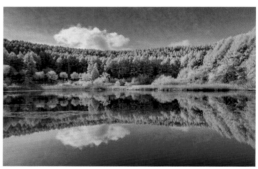

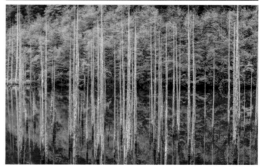

佩戴眼肌锻炼眼镜
影响大脑

加博尔视标是一种模糊的条纹形状图案。
通过该图案锻炼眼肌，不但可以改善视力，
还可以提高大脑的信息处理能力，防止认知障碍，
提高大脑机能。佩戴眼肌锻炼眼镜看加博尔视标，
效果会更好。

佩戴眼肌锻炼眼镜看加博尔视标

加博尔视标是什么?

加博尔视标是经过特殊处理的模糊的条纹形图案。由发明全息术获得诺贝尔物理学奖的英国物理学家 D. 加博尔博士通过推导得出的图形。

它并不是为了保护视力而特意制作的,但会对负责"看"的大脑神经发挥很强的作用。因此近年来也被当作一种保护视力的工具。

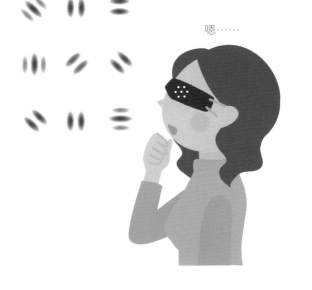

嗯……

为什么对保护视力有帮助?

前面已经说过,眼睛看到东西是电信号经视网膜传输到大脑,由大脑分析看到了什么。而且大脑会对传输来的信息进行补充。比如要分析模糊的文字,就要发挥补充纠正功能,让人看清楚。

看不同种类的加博尔视标,可以锻炼大脑修正模糊东西的能力,锻炼"大脑内视力"。因此可以改善近视、老花眼等视力问题。

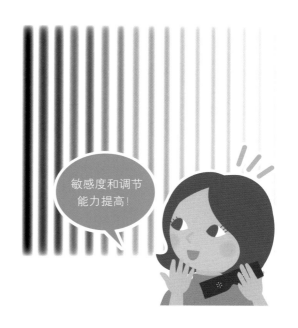

敏感度和调节能力提高!

佩戴眼肌锻炼眼镜看

本书中的加博尔视标都可佩戴眼肌锻炼眼镜看。

看加博尔视标锻炼一般都是从几种加博尔视标中找出相同条纹、相同角度的加博尔视标。

锻炼有以下 4 个要点，尝试的时候要量力而行。

（1）在明亮的地方，眼睛距离书 30 ～ 40cm。

（2）每日 1 次，每次控制在 10 分钟之内。

（3）基本是裸眼状态。如果实在看不清楚，最开始的时候也可以佩戴眼镜。

（4）不要"三天打鱼，两天晒网"，每天拿出几分钟即可，关键是坚持。

确认视野范围

利用加博尔视标锻炼之前，先确认自己现在的视野范围。

（1）两手向前伸，两手轻握，大拇指竖起。

（2）正视前方，两手向左右两边伸展。

（3）手移动到看不到大拇指的位置停下来，看手腕展开的角度。

如果展开的角度在 120° 以上，说明视野很广，视野狭窄也没关系，如果坚持按照本书的方法锻炼，可以达到拓宽视野的目的。如果视野狭窄，在日常生活中避险能力也低，所以请每天练习 3 分钟。

确认视野范围！

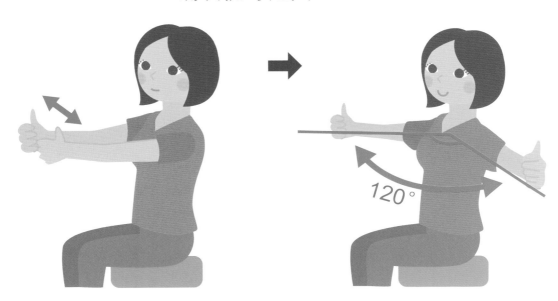

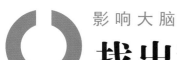

找出和右边一样的视标

戴上眼肌锻炼眼镜，3 分钟内从下图中找出和右边的加博尔视标一样的视标。

答案见 94 页。

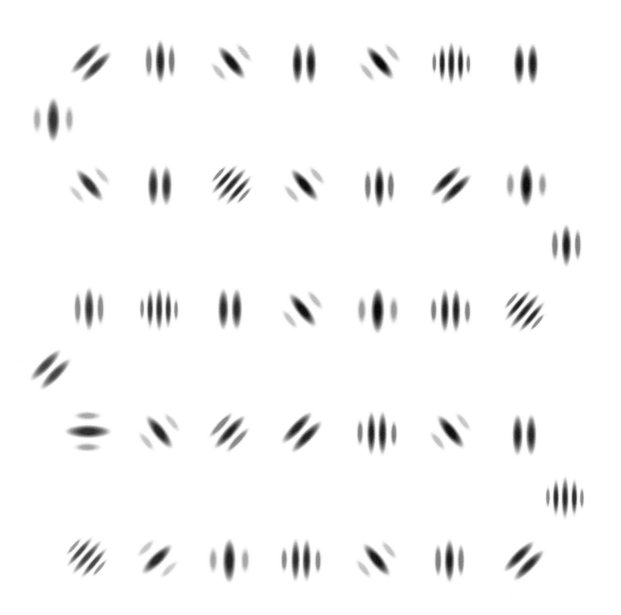

影响大脑

选择喜欢的视标，找出和它一样的视标

戴上眼肌锻炼眼镜，选择喜欢的加博尔视标，3 分钟内找出相同的视标。

分类见 94 页。

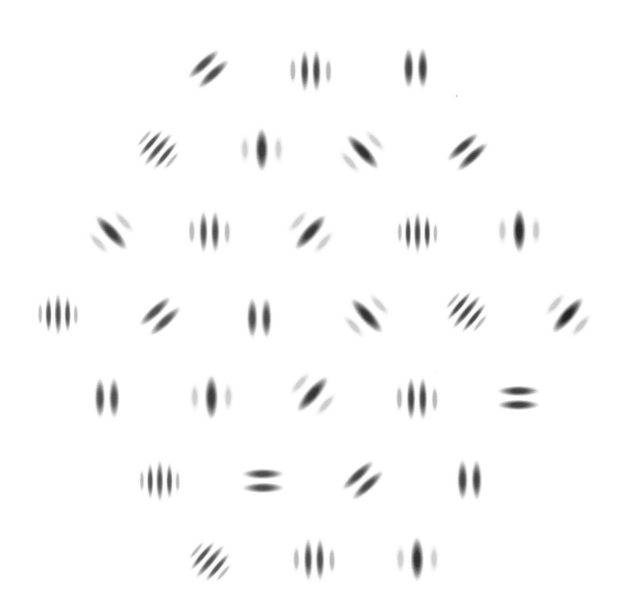

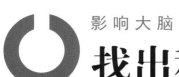

找出和右边一样的视标

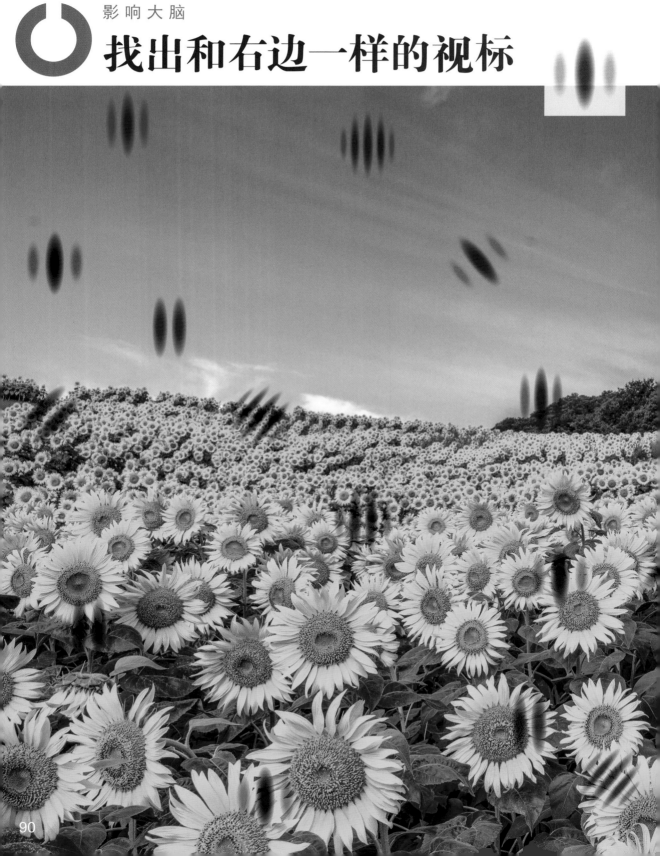

戴上眼肌锻炼眼镜，在 3 分钟内从照片中找出和左边加博尔视标一样的视标。3 分钟内找不到也没关系，注意不要因为太过专注让脖子和头也跟着活动。答案见 94 页。

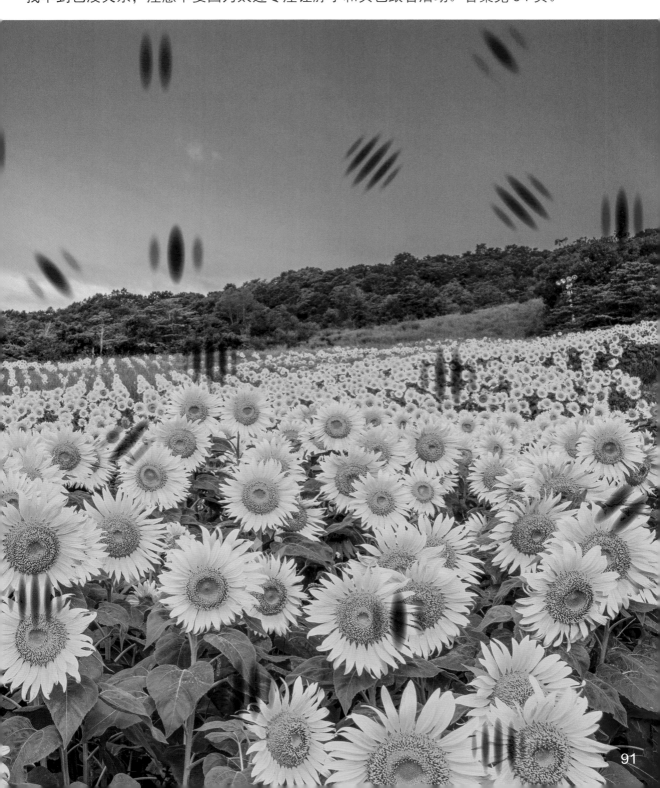

影响大脑

选择喜欢的视标，
找出和它一样的视标

戴上眼肌锻炼眼镜，选择喜欢的加博尔视标，争取在3分钟内找出相同的视标。分类见95页。

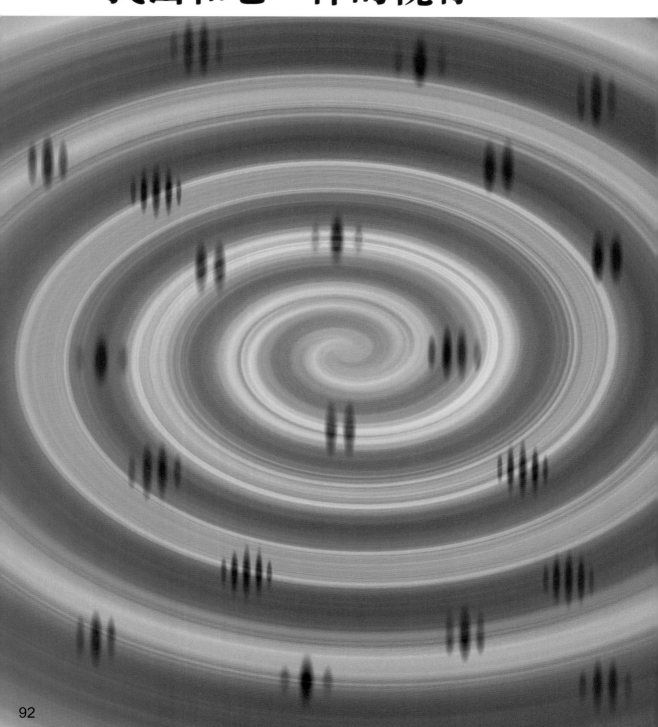

找出藏在横条纹中的视标

戴上眼肌锻炼眼镜，争取在 3 分钟内找出隐藏在横条纹背景中的加博尔视标。答案见 95 页。

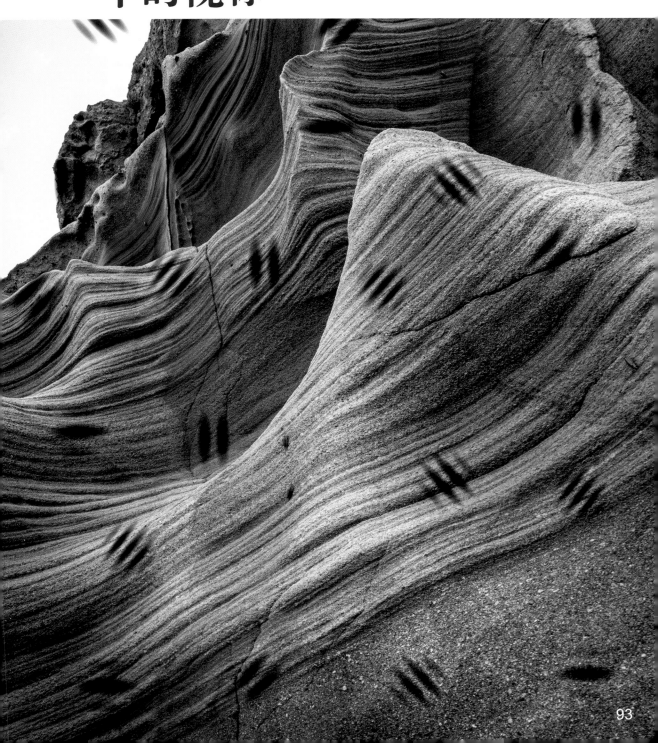

答案

加博尔视标的分类用不同颜色表示

88 页答案

89 页分类

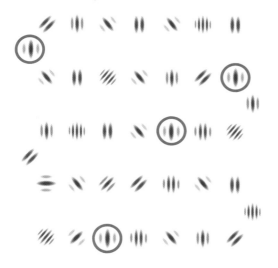

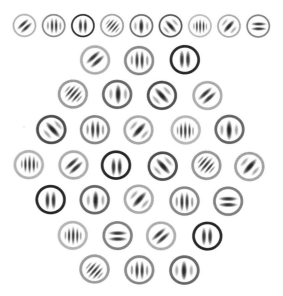

90、91 页答案

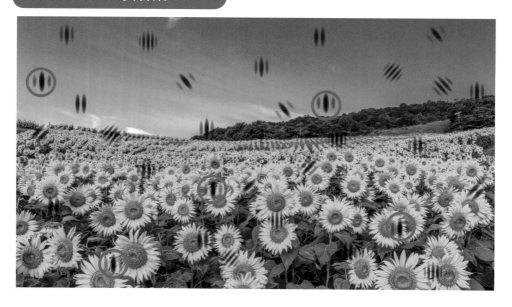

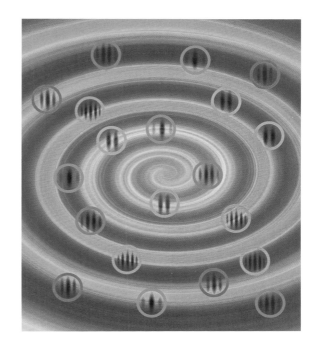

共 20 个

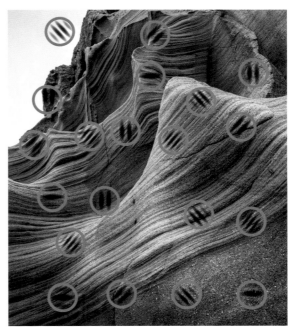

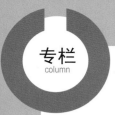

使用 3D 微孔可视蒸汽眼罩放松眼睛和大脑

自律神经、副交感神经与助眠

大脑和眼睛的关系

　　大脑与眼睛有密不可分的关系，可以说眼睛是大脑的一部分。大脑处理的信息大部分是通过眼睛获得，视网膜把光的信息转变成电信号通过视神经输送给大脑，经过大脑处理后我们才能正确认识外部世界。

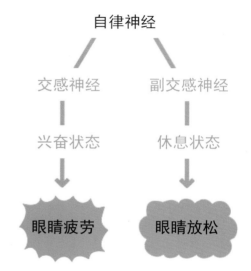

自律神经

交感神经 　　　 副交感神经

兴奋状态 　　　 休息状态

眼睛疲劳 　　　 眼睛放松

使用 3D 微孔可视蒸汽眼罩放松眼睛和大脑

　　长时间伏案学习或在电脑前工作，造成眼疲劳的同时也会让大脑疲劳。使用 3D 微孔可视蒸汽眼罩，配合眼部肌肉锻炼和按要求欣赏本书图片，可使眼睛和大脑都得到放松。

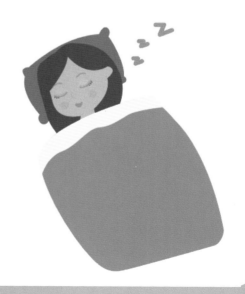